迷走神经的疗愈力

〔德〕拉尔斯·林哈德　　〔德〕乌拉·施密特—费策　　〔德〕埃里克·科布　◎著
华子然　◎译

北京科学技术出版社

重要提示:

本书仅供教学参考,不可替代个人健身和医疗咨询。如果您想获得医学建议,请向有资质的医生咨询。因本书相关内容造成的直接或间接的不良影响,出版社和作者概不负责。

Author: Lars Lienhard, Ulla Schmid-Fetzer, Eric Cobb

Title: Neuronale Heilung

© 2020 by riva, an Imprint of Muenchner Verlagsgruppe GmbH, Munich, Germany

All rights reserved.

Chinese language edition arranged through HERCULES Business & Culture GmbH, Germany

Simplified Chinese translation copyright © 2024 by Beijing Science and Technology Publishing Co., Ltd.

著作权合同登记号　图字:01-2024-1996

图书在版编目(CIP)数据

迷走神经的疗愈力 / (德)拉尔斯·林哈德,(德)

乌拉·施密特-费策,(德)埃里克·科布著 ; 华子然译.

北京 : 北京科学技术出版社, 2024 (2025重印).

ISBN 978-7-5714-4057-2

Ⅰ. R749.055-49

中国国家版本馆CIP数据核字第2024CX3159号

策划编辑:许子怡	电　话:	0086-10-66135495(总编室)
责任编辑:田　恬		0086-10-66113227(发行部)
责任校对:贾　荣	网　址:	www.bkydw.cn
图文制作:沐雨轩文化传媒	印　刷:	北京顶佳世纪印刷有限公司
责任印制:李　茗	开　本:	710 mm × 1000 mm　1/16
出 版 人:曾庆宇	字　数:	287千字
出版发行:北京科学技术出版社	印　张:	19.5
社　　址:北京西直门南大街16号	版　次:	2024年11月第1版
邮政编码:100035	印　次:	2025年4月第4次印刷
ISBN 978-7-5714-4057-2		

定　　价:98.00元

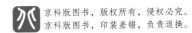

中文版推荐序

在快节奏的现代社会中，每个人都像不停旋转的陀螺，努力不被这个时代抛弃。我们的内心深处常会涌起一种渴望——停下来，深呼吸，找到一种平和与宁静的状态，让灵魂得以歇息。

但在各种条件的限制下，这种渴望往往变得奢侈且遥不可及。你可能已经问过自己无数次，是否有一种方式能够让你在不离开这个嘈杂的世界的同时，找到内心的平和与宁静。

在这个嘈杂的世界里，本书可以赋予我们温柔的力量。它不仅是一本书，更是一座通往自我发现和内在平静的桥梁。通过阅读本书，你会发现你并不是一个孤立的个体，而是无数寻求解脱的灵魂中的一员。我们共同在生活的压力中挣扎，共同渴望找到释放和平衡的途径。

本书中的每一个练习都源自神经科学家们的理论研究和实践经验。它们不仅是理论上的建议，还是为了帮助我们应对实际困境——那些看似微不足道却足以压垮我们的日常烦恼——而精心设计的。当你跟随本书中的指导深入探索时，你会发现，那个能够平和地面对生活中的挑战、拥有恢复能力和适应能力的人，其实就是自己。

本书就像一阵春风，拂过我们内心的荒漠，唤醒沉睡的希望和治愈的力量。当你翻开本书开始练习时，你会感受到一种从内而外的转变，并逐渐在这个喧嚣的世界里找到自己的声音和节奏。

它不仅是一本书，更是一段旅程。它邀请你探索未知，拥抱变化，并在每次呼吸、每个动作中找到生命的意义。让我们一起踏上这段旅程，去迎接那个更加平和、更加完整的自己。

广东医科大学功能康复与护理培训中心负责人
李哲

前言

亲爱的读者：

你翻开本书的目的，可能是想改变你的生活方式和健康状态。可能你已经敏锐地注意到你的身体有些异常，并且这种情况已经持续了一段时间；也可能你只是想好好对待自己，为健康做"长期投资"。无论是想减轻压力及其引起的各种病症、优化生活方式，还是想提高整体功能，你都能从本书中找到新方法。

很多健康问题，如呼吸困难、慢性疼痛、消化问题、血压或者血液循环问题，以及情绪问题，如焦虑和抑郁，通常都是错误地应对和处理当今时代不断增加的压力导致的。我们体内的神经系统应对和处理这些不断增长的压力的方式，往往是决定我们身体、心理和精神健康的重要因素。为了应对和处理不断增长的压力，我们的神经系统需要长期处于高强度的兴奋状态，这会导致神经系统不能得到足够的休息。但对此我们并不是无能为力的！

最近，迷走神经及其功能恢复成了研究和治疗的焦点。如果我们了解一下这项重要的神经的功能就会发现，激活它能够有效提高放松、休息和恢复的能力。激活迷走神经无疑是我们调节神经系统最为重要的手段之一。但迷走神经并不是独立自主工作的，迷走神经需要和它所在的整个神经网络共同完成工作。因此在本书中，我们还会研究与迷走神经一起使神经系统在兴奋和放松之间保持平衡的其他系统。这些神经系统的改善能够让你不再容易产生身体、心理和精神上的压力，并且能够有针对性地减轻压力带来的负面影响。如果迷走神经及其相关系统不能充分发挥作用，你的身心健康和身体功能都会受到影响。

人脑中很重要的一个大脑区域是岛叶。我们将在本书中对岛叶及其相关概念进行详细的阐释。岛叶负责分析来自身体内部和周围环境的信息，可以调节兴奋和放松状态之间的平衡。最新的神经学研究结果表明，唯有拥有良好的内在体感，才能对来自身体内部和周围环境的信息进行更好的处理，我们的神经系统才能保持健康。拥有良好的内在体感也是治疗各种不适和压力症状的前提。

我们很高兴本书能够陪伴你，让你变得更加健康和幸福。本书第一章介绍了大脑和神经系统的工作原理和功能，重点介绍的是能够减轻压力和具有恢复以及平衡能力的神经系统；此后的章节介绍了各种练习和训练计划，你可以在家独立完成它们，为神经健康和康复夯实基础。无论你是想要减轻慢性疼痛、缓解抑郁情绪、缓解消化问题，还是只想让自己更加轻松、平静，只要持续练习，你就能很快得到收获。

我们希望你能牢记：没有人能够确保自己永远健康。因此，请你保持好奇心，并坚持练习，这些努力一定会带来等价的回报！

拉尔斯·林哈德

乌拉·施密特–费策

埃里克·科布

目录

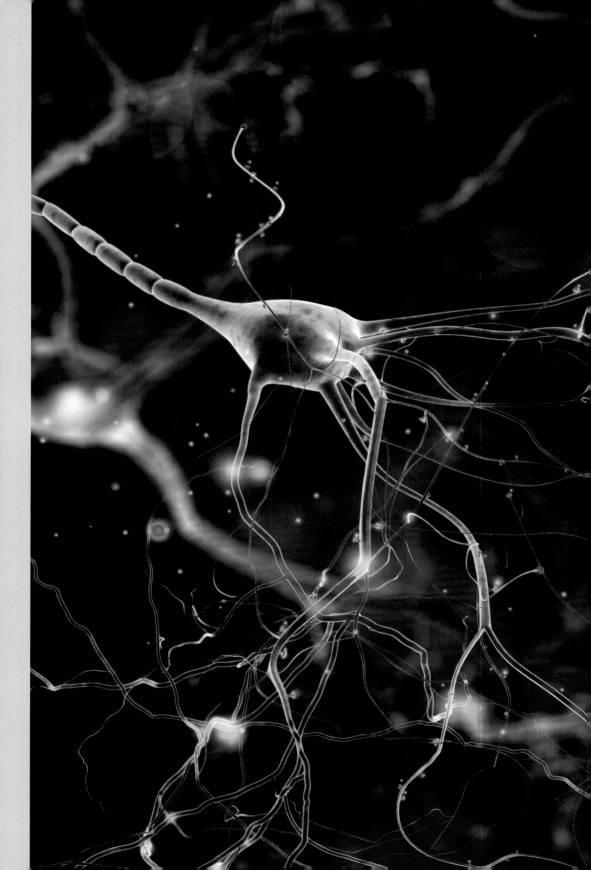

第一章

神经康复的意义

1

大脑和神经系统的合作方式

如果你想重新将身体、心理和精神健康掌握在自己手中，那么重中之重就是关注大脑和神经系统的功能、运行规律和运行原则。大脑和神经系统控制和管理着身体所有的活动。可以肯定地说，大脑是身体的"总管"。多了解一些与神经元相关的知识，不仅能更好地理解、应对自己的症状和问题，还能开辟一条有关健康管理的新路径。

大脑和神经系统运行的根本目的是保护身体远离危险，保持身体健康。若要实现这个目的，以下三个步骤很重要。

第一步：大脑和神经系统通过各种感觉器官接收来自外部环境、身体内部和身体外部的活动（如器官活动、呼吸）的信息。（输入）

第二步：这些信息被整合与分析。（解读）

第三步：这些信息经过处理之后，大脑和神经系统形成下一步的行动方案，并将其传输到身体不同部位进行实施。（输出）

本书希望在不造成误解的情况下，尽量解释清楚"行动是被执行的神经输出信息"这个概念。这里所说的行动，不仅指日常用语中的"有意识的动作"，还指在身体内部发生的活动，包括那些在身体内部自然发生的、你没有意识到的活动。这些活动包括管理血压、调整呼吸频率、调节肌肉在活动时的紧张程度以及产生情绪或者想法。

健康状况、身体功能以及行为在很大程度上取决于所接收到的信息及其传输、加工过程的质量。信息的加工过程在大脑和中枢神经系统中进行。

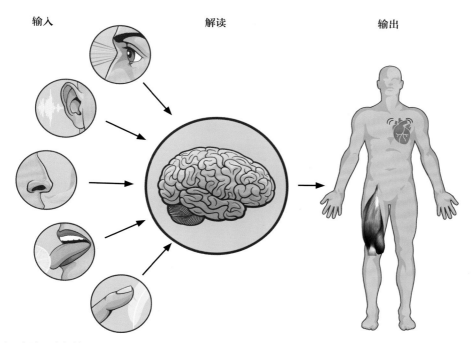

输入　　　　　　　　　解读　　　　　　　　　输出

▶ 大脑和中枢神经系统的工作方式：接收感觉器官输入的信息，对其进行加工、整合，并指导接
　下来的行动

大脑接收的不同信息都会经过一个"危险过滤器"，这个"过滤器"由大脑旧皮层的不同部分组成。

"过滤器"的这些组成部分在人类进化过程的早期就已经出现，能够通过其整合和分析功能来"检查"人目前在做的事是否安全。大脑如果不清楚发生了什么事，就会认为人的行为或当下的环境是危险的。值得注意的是，这些过程都是在无意识中进行的，并且如同闪电般迅速。大脑会在几分之一秒内评估当下的环境和身体的状态，并随着环境和身体动作的变化不断更新评估结果。

若想明白这个"危险分析过程"的复杂性以及作用的范围，大脑需要意识到，受到分析和质量评估的信息来自身体的全部区域。例如，大脑必须分析来自血管壁、肺、关节、肌肉、前庭系统、双眼和双耳的信息。你是

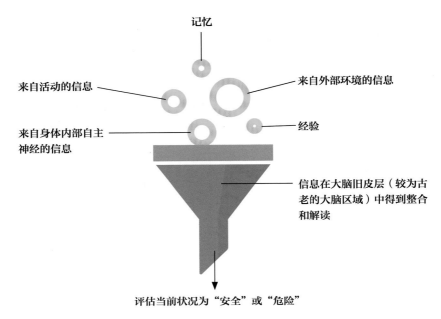

▶ 所有初始信息都会在大脑旧皮层中得到分析，并被检查是否具有潜在危险

否考虑过下面的问题：这些信息对你究竟有多少益处？你会如何评价来自身体的信息？

　　大脑每毫秒会更新一次接收的信息，这些信息很大程度上决定了大脑对威胁和危险的感知和判断。这里不仅包括识别当下的危险，还包括预测未来可能出现的危险。要想做出清晰的感知和判断，传入大脑的信息的质量和数量都需要得到保证。如果信息不足，大脑就会认为当前的情况是不可预测的，而不可预测的情况往往具有威胁性。这种情况下，神经系统的一个特定区域，即交感神经系统，就会更加活跃。它负责让身体在面对危险和压力，或者需要展示自身能力的时候更加专注和警觉。与其相对应的是副交感神经系统，它具有让身体恢复平静的功能。在理想状况下，两者应该且必须同时发挥作用，并不断地相互作用。但现实生活中，副交感神经系统的功能常常受到抑制，导致两者间不再平衡。为了使交感神经系统和副交感神经系统之间恢复平衡，需要一个"调解人"，即岛叶。近年来，岛叶逐渐成为科学界关注的焦点，因为人们越来越清楚地认识到，岛叶在我们的情感和内在体感世界中扮演着十分重要的角色。岛叶的任务之一就是调节交感神经系统和副交感神经系统之间的平衡。从第12页开始，本书会更详细地介绍岛叶。

为了改善健康状况，你需要从周围环境、身体内部和身体外部的活动中获取足够的信息，这样大脑才能够明确状况，进行正确的判断。这些信息的质量及大脑对这些信息的处理是接下来采取行动的基础。在此基础上，大脑能恰当地调节所有的活动过程，保证身体健康和行为表现良好。

如果原始信息的质量或数量得不到保证，或者处理信息的大脑区域因其活跃水平过低而不能向负责判断的大脑区域传输清晰、安全、可预测的信息，那么我们的行动就会处于低效率的"自我保护状态"，这种状态持续一段较长的时间后，身体活动和神经的基础活动就会渐渐适应这种新的、非理想的状态。长此以往，身体、心理和精神健康以及身体功能都会持续受损，主要表现为灵活性和体能下降、运动控制能力下降、疼痛、眩晕、对特定情况的感受缺失、消化问题和体重问题。此外，可能出现更复杂的情况，如压力过大或患上焦虑症及其衍生病症、冲动克制困难、肌肉过度紧张或始终处于警戒状态，并伴有睡眠紊乱。

此外，要尽可能准确地评估当下的状况，这不仅需要你能恰当地接受和处理有关当下状况的信息，还需要你拥有将这些信息与以前的经验或感受联系起来，并把这些信息进行系统归类和比较的能力。

综上所述，所有的症状最终都可以追溯到这样一个事实：大脑和中枢神经系统没有充分接收、传输、处理或整合感官信息。

神经系统的运作方式

接下来，本书将更详细地介绍人类的神经系统。神经系统虽然看似相当复杂且因人而异，但它的基本结构是有序的，在我们每个人身上都一样。几乎人体内的所有活动都受神经系统的控制。神经系统主要有以下两个功能。

（1）控制身体活动。

（2）维持生命活动。这些活动大多数都是自主运作的，即不受人的意志的影响。

神经系统由包括大脑和脊髓在内的中枢部分以及中枢部分之外的周围部分组成。周围神经系统分为躯体神经系统（主管运动）和自主神经系统，后者主要负责调节自发的功能，如消化、呼吸、血压和心跳等。

本书最关注的是自主神经系统及其与中枢神经系统，尤其是大脑的具体联系，以及它处理和控制的具体功能。

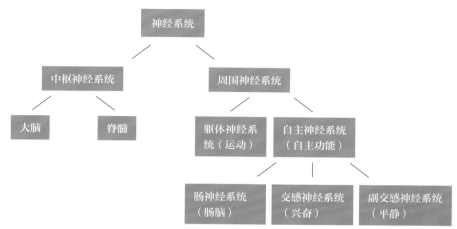

▶ 神经系统分为中枢神经系统和周围神经系统，周围神经系统又分为躯体神经系统和自主神经系统

自主神经系统中的交感神经系统和副交感神经系统

交感神经系统、副交感神经系统和肠神经系统（ENS）是自主神经系统的三个组成部分。肠神经系统也被称为"肠脑"，是一个自成一体的结构。

肠神经系统虽然重要，但不是本书讨论的重点，交感神经系统、副交感神经系统及二者的功能才是本书的重点。交感神经系统和副交感神经系统互相补充，控制身体的自主功能并维持体内兴奋和平静状态的平衡。交感神经系统负责身体在兴奋状态下的活动，副交感神经系统则负责身体在平静状态下的活动。当人需要活动时，交感神经系统就会激活活动需要的所有系统；当人需要平静下来，让自己放松时，副交感神经系统就会被激活，并主导身体恢复平静的过程。

增强"复原力"：让岛叶充分地活跃起来

压力是很难被定义的，其影响也是如此。压力经常被认为是来自外部的东西，比如必须完成的事情或必须满足的要求，因此才会有"有压力"这个说法。压力这个概念也包括被压迫的感觉，即一个人对外部（和内部）环境的身体和情绪上的反应。

但是，为什么有些人会长期地受到慢性压力的影响，而另一些人在被压迫之后似乎毫不费力就能恢复？能够妥善处理压力因素和积极应对"脱轨经历"的能力被称为"复原力"。近年来，"复原力"逐渐成为人们关注的焦点，特别是当人们越来越清楚地意识到为自己创造一个没有问题或不可预见事件的世界是多么困难的时候。有趣的是，"复原力"和正确解读身体内部信息的能力存在联系。这意味着，人如果能够更好且更准确地感知、解读自己的身体及其内部状况，就可以拥有更强的复原力，从而更好地处理压力因素。感知身体内部活动并赋予其意义的能力由岛叶控制。因此，如果岛叶功能正常并充分地活跃起来，你就能以良好的状态面对生活中大大小小的逆境。

当今时代，世界形势变幻莫测，大多数人的生活节奏越来越快，人们越来越匆忙，少有真正的"休闲时刻"。同时，休息时间和日常生活中充斥着强烈的刺激。这对神经系统来说是一种巨大的压力，交感神经系统会因此过度活跃。如果没有得到足够的休息和恢复，大脑会逐渐削弱对压力因素的调节和补偿功能。于是，身体就会出现一系列的健康问题，如消化系统疾病、高血压、肥胖症、焦虑和疲惫等。从神经科学的角度来看，压力综合征，即经常伴随压力出现的临床症状，是大脑和神经系统的运行程序出现错误的最终结果。

现在最重要的问题是，如何才能恢复交感神经系统和副交感神经系统间的平衡，从而增强"复原力"呢？我们将在后文中详细揭示问题的答案，因为这是维持紧张和放松状态之间的和谐关系的基础，也是保证身体健康和充满活力的基础。

迷走神经：身体内部信息的重要信使

若想调节交感神经系统的活动，需要有效激活副交感神经系统，并以最佳的方式平衡交感神经系统和副交感神经系统之间的关系。在副交感神经系统中，迷走神经尤为重要，它是副交感神经系统中最长和最重要的神经，以及——稍后我们会进行介绍——岛叶的主要信息来源之一。为了能够有针对性地激活迷走神经，重要的是了解它在神经系统的整体构造中处于什么位置，以及在其中发挥着什么作用。在本节中我们将回答以下问题：迷走神经的功能是什么？为什么它如此重要？

迷走神经最主要的功能就是接收身体各个部位和器官的信息，并将其传输到大脑。此外，迷走神经负责把信息从大脑传输到各个器官，不过这更像是它的一个"兼职"。在迷走神经中，只有20%左右的纤维是所谓的下行纤维，也就是传出纤维。它们将信息和行动指令从大脑传输到身体的各个器官，以启动和调节自主功能，如刚才提到的器官活动。此外，抑制炎症的信号会沿着这条下行通路传递到身体各个部位。所以，这条通路对备受风湿病、过敏和炎症困扰的人来说是不容忽视的，对身体健康有着非常重要的意义。

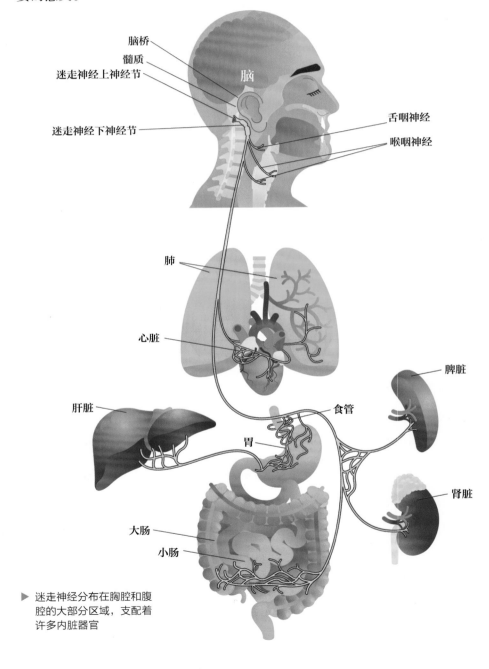

脑桥

髓质

迷走神经上神经节

迷走神经下神经节

脑

舌咽神经

喉咽神经

肺

心脏

脾脏

肝脏

食管

胃

肾脏

大肠

小肠

▶ 迷走神经分布在胸腔和腹腔的大部分区域，支配着许多内脏器官通过观察迷走神经的走向可以发现，它经过并支配了腹部、心脏、肺部、口腔和咽喉的大部分区域、头皮以及耳部，同时维持这些区域与大脑间的信息交流。其名字同样源于其分布广泛、分支众多，"迷走神经"的拉丁语词源为"vagari"，意思正是"四处游荡"或"漫游"。迷走神经又被称为"漫游神经"，因为它有很多细小的分支，遍布身体的大部分区域。

内在体感：身体内部感知

迷走神经分布之广、分支之多，确实是其独到之处，但迷走神经更重要的作用是接收和传输信息。迷走神经负责传输肺部进行呼吸运动的信息，如果没有迷走神经，那么人恐怕就要窒息而亡了。迷走神经传输信息的过程是整个呼吸运动中最重要的环节之一。此外，它负责传输有关心跳、血压以及器官活动和状况的信息。胃壁上记录胃部膨胀程度的机械刺激感受器可以向大脑提供关于饱腹感的反馈，参与身体饥饿感的调节；化学感受器负责传输有关化学刺激的信息，如血液中的pH值和氧含量的变化；温度感受器则负责报告来自身体不同组织的温度和彼此之间的温度差异。

接收来自迷走神经的这些信息后，大脑就可以大致描绘出一幅体内自主神经功能活动过程的图像。大脑对于体内这些信息的感知被称为"内在体感"（Interozeption），这个词由拉丁文"inter"（里面）和"recipere"（接受）构成。内在体感是一个描述人们如何对身体内部状态进行感知和调节的概念。

　　参与内在体感的不仅有迷走神经，还有很多其他的身体部分，包括所有负责接收和传输身体内部信息的系统，所有负责加工、整合信息的脑区，以及所有负责分析和评估这些信息的系统。参与内在体感的系统不仅有接收和处理信息的功能，还能以原始信息为基础参与下达指令的过程。通常情况下，参与内在体感的系统负责让身体内部状态保持恒定，但是当外部条件发生变化，如遇到突如其来的压力、参加体育活动或天气发生变化时，系统则会发出调整指令以应对变化的外部条件。当接收到的信息不够清晰、准确（即内在体感无法做出确切的预测）时，人体的反应（即大脑的输出）是不理想的，即不能适应当下的环境。

　　迷走神经在内在体感中扮演着重要的角色，内在体感这个概念也是本书中训练计划的基础。神经康复训练的重点是通过训练提高系统的信息接收和处理能力，以及提高内在体感能力，从而提高大脑对当前情况的预测能力。激活迷走神经对于改善信息输入是十分重要的，因为迷走神经是内在体感中最重要的信息传输路径之一。在第四章和第五章中，有专门针对这方面的训练。此外，第三章和第六章中的练习是优化内在体感能力的基础。

岛叶：内在体感的控制中心

　　接下来，本书将更仔细地剖析内在体感现象。如上文所述，迷走神经承担着传输来自身体内部重要信息的责任。那么，处理和整合这些信息的大脑区域的重要性就无须赘述了。

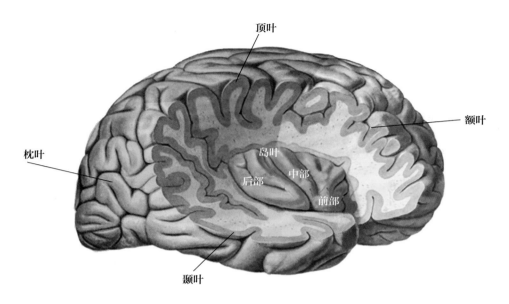

顶叶

额叶

枕叶

岛叶
中部
后部
前部

颞叶

▶ 岛叶体积很小，位于大脑皮层深处，是内在体感的控制中心

　　这些脑区负责根据传输的信息协调身体的自主功能，并将其调整至最佳状态。在这些脑区中，有一个区域尤其引人注目：岛叶。迷走神经会将大多数信息传输到这里。这个大脑结构深藏在大脑皮层中，被额叶、顶叶、颞叶和枕叶包围。

　　岛叶在近几年逐渐成为神经科学的研究热点。岛叶参与身体中很多重要的活动，作为大脑中一个重要的整合中心，它也协助管理由自主神经系统控制的自主功能。在此过程中，它对交感神经系统和副交感神经系统有着重要的影响。岛叶能够分析来自身体内部的信息（内在体感信号），并将其和其他所有感官信息进行比较，最后整合信息，下达相应的情绪指令，是名副其实的内在体感控制中心。

大脑和神经系统高度依赖内在体感的运作信息。一旦信息不够完整，大脑和神经系统就无法对身体内部进行理想的调节，从而对呼吸、器官活动、血压和消化等造成负面影响。要想保证对身体内部状态的理想感知并将身体调整至最佳状态，岛叶的作用极为重要。岛叶可以将接收到的信息完美整合，并将其与过往的记忆、经验和情绪进行比较与联系。内在体感是一种主观感知，这意味着它不仅包括单纯的躯体信息，还涉及了心理、精神和情绪。这个过程听起来可能非常复杂，让人觉得能对其施加的影响非常有限，但实际上并非如此。如前文所述，内在体感信息的整合过程发生在岛叶，和其他脑区一样，岛叶的功能可以不断适应环境。因此，它能通过训练得到改变。

下面，本书将详细介绍岛叶的结构与功能，并且展示如何有针对性地提升其活跃度。

岛叶的结构与功能

岛叶大致分为三部分：前部、中部和后部。岛叶不同部位的主要功能如下：岛叶后部负责加工来自身体内部和外部环境的原始信息；岛叶中部负责整合这些信息，将其与来自其他感官的信息进行比较，并加以分析和评估；岛叶前部负责将这些信息与过往的记忆、经验和情绪进行比较，并进行认知评估和产生情绪。

岛叶内部还有不同的子系统，它们专门负责分析、整合特定的信息。这些子系统位于岛叶的不同区域，我们可以有针对性地激活这些子系统，从而影响岛叶的不同区域，改善其重要功能。

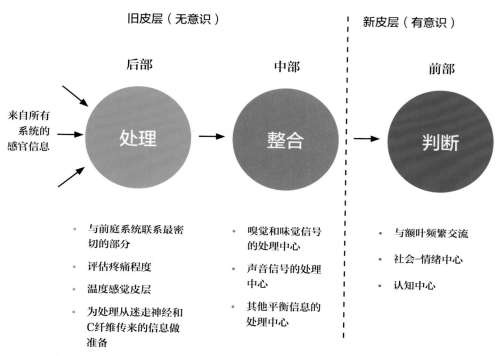

▶ 大多数信息从岛叶后部经过中部最终传输到前部

岛叶前部是端脑的一部分。端脑是人脑最高级的部位，与有意识的活动和认知相关。大多数信息是从岛叶后部传输到前部的。因此，为了提升岛叶整体的活跃度，本书的训练重点主要集中在激活岛叶后部，这样一来，岛叶的所有区域都能得到激活，整体功能也会得到改善。例如，岛叶后部有一个重要的部分叫作前庭关联皮层，负责将平衡信息（前庭信息）和所有其他感觉信息进行比较。因此，前庭系统训练一方面可以有针对性地锻炼平衡能力，另一方面可以提升岛叶整体的活跃度，为内在体感活化训练进行热身。

岛叶中部存在嗅觉和味觉信号的处理中心，负责加工和评估嗅觉和味觉的强度。这意味着你可以通过嗅觉和味觉训练来提升岛叶中部的活跃度，同时改善与岛叶中部相关的功能。此外，岛叶中部的主要功能是整合所有感官信息，这意味着你可以通过嗅觉和味觉信号的处理中心改善岛叶的整体整合过程。

岛叶前部是社会-情绪中心，主要负责共情和理解他人的感受。这个中心与社交恐惧症发作、惊恐发作和抑郁症发作等现象息息相关。岛叶前部还和更高级的大脑皮层区域有着直接的联系，尤其是额叶。

你可以很好地利用这些特定区域和它们之间的联系来激活和调节岛叶的不同部位。如上文所述，你可以分别对不同部位进行有针对性的训练，以提升其功能。

岛叶的重要功能

因为岛叶有众多功能，并和其他系统有紧密的联系，所以它参与了很多身体中的活动，并在其中发挥了根本性的作用。

- 感知身体内部状态。
- 控制和调节内脏肌肉组织。
- 评估疼痛的强度和类型。
- 感知和调节冷暖知觉。
- 调节呼吸和控制血压与脉搏。
- 使自主功能适应运动和压力状态。
- 整合平衡信息。
- 手眼协调和动作学习。

- 吞咽和咬合。
- 调节自主神经系统，协调交感神经系统和副交感神经系统之间的平衡。
- 调节免疫系统。
- 对身体的自我感知以及感知躯体所属感。
- 处理因气味和图像产生的恶心感。
- 生成感知和具体的基本情绪反应。
- 控制和维持注意力。

如果这个重要的脑区出现功能障碍，相应功能的执行就会出现问题，交感神经系统和副交感神经系统之间的平衡就会被打破，这可能会导致很多不适甚至疾病。一方面，这会影响负责消化和进行内脏活动的区域，可能引起消化不良、胃部功能紊乱等症状；另一方面，这会影响自主功能中适应不同环境的功能，导致运动或锻炼时出现呼吸不畅等问题。岛叶功能障碍还会导致动作学习障碍、协调障碍或者身体缺乏稳定性等问题。此外，免疫系统的问题，如风湿病、过敏和许多其他自身免疫性疾病，都与这一重要脑区的功能障碍有关。

如上文所述，岛叶的重要功能之一是在躯体信息的基础上生成感知和具体的情绪，因此岛叶功能障碍可能导致一系列的情绪管理问题，包括不合时宜地笑或哭，情感和情绪表达困难以及更严重的情绪问题，如患上焦虑症或抑郁症。更糟糕的是，当体内的信息成功传送到岛叶却没有被准确解读时，更高级的脑区（大脑皮层）只能根据过往的记忆"臆想"这些信息的含义，从而可能发出错误的信号，如口渴的信号可能被解读为饥饿。此外，岛叶前部过度活跃会让人过度关注内在感知，这在焦虑症和抑郁症的患者中尤为明显，患者会过度关注身体内部的所有反应并倾向于对其进行过度解读，具体情况本书会在第七章中做进一步解释。

岛叶和内在体感功能障碍可能带来的影响

- 肠易激、慢性腹胀和肠道灼烧感。

- 进食障碍。

- 过度焦虑和产生抑郁情绪（严重情况下导致焦虑症和抑郁症）。

- 疼痛程度区分困难，如把所有疼痛都描述为"超乎想象的疼痛"。

- 情感和情绪表达困难、理解障碍。

- 不合时宜地笑或哭。

- 难以处理创伤性事件。

- "身体所有权"丧失，感觉无法控制自己的身体。

- 运动障碍和动作学习困难。

- 听觉信号分类障碍。

- 心血管系统和呼吸系统难以适应运动和压力状态。

- 眩晕或平衡障碍。

- 晕船、晕机，或晕车。

- 心悸。

- 吞咽困难。

- 慢性免疫系统疾病，如过敏。

- 难以整合感觉信息。

- 注意缺陷多动障碍和其他注意力集中障碍。

- 盆底问题。

我们可以看到，内在体感不能正常发挥作用会导致一系列的症状。这些症状往往难以消除，因为我们通常只会想到"头痛医头，脚痛医脚"，不会想到问题其实出在神经系统功能障碍上。只根据症状来治疗疾病的效果往往不及针对在后台运作的神经系统的功能及运作方式进行整体训练的效果。本书中的训练致力于改善相关的神经过程及其功能性联系，也就是通过改善信息的接收和解读过程以改善信息的输出。训练的对象就是负责平衡交感神经系统和副交感神经系统的具体部位，对它们进行训练是过上健康、幸福和低压力生活的基础。但在开始训练之前，我希望先介绍一下本书的使用指南。

本书的使用指南

本书会向你简单地介绍一下与大脑和神经系统相关的神经学背景知识，并阐明内在体感的概念及其对于生理和心理健康的重要性。了解神经系统的运作方式、功能以及它们之间的联系后，不仅能有针对性地改善信息的输入以及对信息的解读过程，还能使内在体感以及自主调节过程有所改善。

通过每章的训练，你能够循序渐进地从不同层面改善内在体感。每一个主题都配以高效且简单的练习，让你可以随时随地、毫不费力地进行训练。第二章主要是指导你进行自我评估，评估每种训练会对你的神经系统造成怎样的影响，这样你就能知道哪些练习对自身有益，哪些练习可以暂且搁置。这些评估是制订个人理想训练计划的基础。随后的每一章都会提供一个表格，以供评估每种练习的效果如何。第三章的训练是针对内在体感的预热基础练习，可以为改善身体条件和内在体感夯实基础。第四章和第五章主要针对的是内在体感不同方面的激活，如呼吸系统、盆底以及舌部和咽喉。这两章的侧重点在于激活迷走神经。第六章介绍了提升内在体感以及岛叶和副交感神经系统活跃度的其他方法，如压力按摩、温度感知、辨别声音信号来源以及眼部放松。第七章主要针对的是岛叶前部的身体感知和正念训练。第八章则介绍了如何将这些练习组合起来形成自己的计划，以缓解特定的病痛或症状。第八章还提供了针对消化问题、慢性疼痛、盆底问题、情绪管理问题，提高整体健康水平、减轻压力以及改善身体功能的训练计划和练习组合。

本书会指明每章训练针对的是岛叶的哪个区域以及可以用来缓解哪些特定的症状，这样你就可以对自己的健康有针对性地采取措施了！

按需训练

因为内在体感是一个复杂的整合过程，所以本书会在每章章末提供训练推荐的表格，让你自行安排。你可以选择对特定系统进行针对性训练，也可以选择将这些练习加入个人的内在体感训练。因为每个人的神经系统状态都不同，所以本书无法断言对每个人来说哪些部分是最重要的。本书中提到的练习涉及的范围非常广，足以为你提供改善健康状况的各种优质选项。不要被丰富的选项所迷惑，只要把评估结果良好的练习纳入个人的训练，就可以产生积极的影响。重要的是不论训练计划如何，都应该每天定时做20~30分钟的练习，以获得持久、有效的变化。要想做到这一点，可以专注于一个方面的训练，也可以根据个人意愿从2~3个方面来设计属于自己的训练方案。

规律训练：为了健康到老

通过做本书中的练习，你能够重新掌控自己的身体健康状况，并拥有更多的生活乐趣。同时，有针对性地利用神经科学知识，可以使你更快、更有效地提高自己在日常生活中的各种能力。大脑和神经系统具有难以置信的神经可塑性，即它们有能力适应新的环境，这意味着哪怕你现在是耄耋老人或正被一些糟糕事件所困扰，你的大脑仍有能力做出改变和得到优化。神经可塑性可以让你在训练时更加富有动力。每天定时做20~30分钟的练习并持续6~8周，就足以让神经元发生变化。当然，你也可以练习更长的时间。请开始训练并期待结果吧！

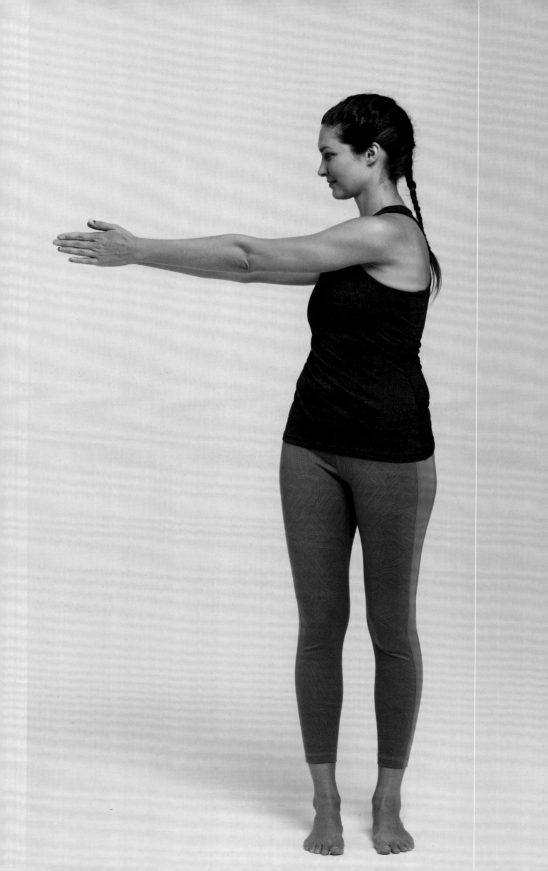

第二章

评估：确保训练
长期有效的方法

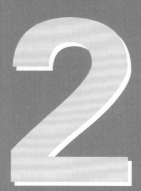

评估训练效果

为了使训练效果最大化，需要评估每个练习的效果。就像指纹一样，每个人的神经系统都是不同的，每个人对同样的训练的反应也是不同的。只有了解自己的神经系统对这些练习的反应，才能给自己设计出最有效的训练计划。如果不对训练效果进行评估，那么就只能靠猜测了，这对于提升训练效果是不利的。

就像第一章介绍的那样，大脑负责接收来自身体内部和周围环境的信息，并分析、整合这些信息。在此基础上，大脑会创建一个计划，然后将其发送到执行器官，如肌肉、肺部或心脏，这就是输出。你可以借助一些简单的小测试，也就是所谓的评估，来检验这些输出的情况。神经系统对不同练习的反应对于训练效果能否提升至关重要。输出质量是否得到了提升？效率是否得到了提高？根据评估结果，你可以将这些练习的效果进行分类，并将最适合自己的练习纳入个人的训练计划。

训练搭档的反馈

在最开始时你可能很难感受到训练带来的变化，你往往觉得一切都没什么变化，并不能马上看到训练的效果。如果对评估结果感到不确定，你可以找一个搭档一起完成这些评估。他可以从旁记录你的活动能力，或者在你屏息和长时间收缩肌肉时为你计时。另外，作为旁观者，训练搭档能够更好地判断你在练习中是放松的还是紧张的，并且判断你的动作质量。让训练搭档解读你的身体语言或许是改善练习效果的另一种方式。对身体的感知程度越高，你在进行评估时就会越有信心。请慢慢来，在刚开始训练时不要羞耻，积极向他人寻求帮助吧！

如果不对训练效果进行评估，你就只能进行猜测，并且不能确定正在进行的练习和计划是否使神经系统得到了改善。因此本书建议，当你阅读第三至第八章时，对每一种练习都要进行评估，并将评估结果记录在每章章末的表格中，这样更有利于设计一套适合自己的训练计划。每章章末以及第八章中都附有训练方案指南，其中提供了各种练习组合，这样能够帮助你更有效且持续地缓解不适。

如何进行自我评估

首先，你要进行下面描述的一项评估，如评估灵活性的"体前屈"测试；随后，完成相关练习，如呼吸袋练习，再进行评估（重新进行"体前屈"测试）。如果表现有所改善，那么就表示该练习对你的神经系统有积极影响。在这个例子中，活动能力在练习后有所提高，这一点要标注在相应的表格中。如果练习后表现没有或者仅有微小的改善，说明这项练习对你的效果是中性的，这也需要标注在表格中。原则上，效果呈现积极和中性的练习都可以纳入个人的训练计划。

如果评估结果是表现变差，那么意味着在这项练习中，你的神经系统接收到了不清晰的信息，因此动作被解读为"具有威胁性的"，评估结果则为消极。不必为此担忧，这仅说明这项练习对你的神经系统没有价值。如果在练习时发送到大脑的信息被归类为不足以生成预测动作的信息，大脑就无法输出正确的信号。这种情况下，请在表格中注明这一点，并评估一些练习的变式。如果在变式中也没有得到积极或中性的结果，那就暂时搁置这个练习，改做其他效果更好的练习。

综上所述，根据评估结果，这些练习可以分为以下三类。

积极：这类练习对你的神经系统有很大的积极影响，并明显改善了内在体感。评估中，练习后的表现明显好于练习前的表现。

中性：这类练习对神经系统基本没有或者只有有限的积极影响，练习效果介于良好到中等之间，可以被纳入个人的训练计划。如果想让此类练习的效果更明显，你可以选择调整练习强度或者将其与其他练习结合。

暂时搁置：这类练习目前只产生了消极影响。经过调整后，若仍不能产生积极影响，请将这类练习暂时搁置，过一段时间再进行评估。

评估很重要，但是别因此产生压力

如果"被评估"这种方式给你带来了额外的压力，那么就从做一些你喜欢的练习开始吧，等压力水平恢复正常后再行评估。

强度问题

即使方法正确，最初在做一些练习时可能还是会给你带来压力。以下几种方法能够改善这种情况。

- 通过降低练习速度或减小动作幅度来减轻刺激强度，比如在平衡练习中。
- 减小阻力，比如在进行呼吸肌训练时。
- 如果你感觉本书中建议的训练时长让你过度疲劳，请缩短训练时间，并在中途休息。
- 与上一条相对，你如果觉得自己还有余力，则可以延长训练时间。
- 调整方案中的练习顺序，并重新评估其效果。
- 适当延长热身运动时间，提高其强度。

如果某项练习或某个模块的训练让你觉得压力过大，请暂且将其搁置，过一段时间再进行评估。只做有积极效果的练习不会影响训练的结果。在实践中，那些在一开始导致压力过大的练习，过一段时间后往往可能会呈现出积极的效果。

小练习，大作用

不要小看这些练习的效果！虽然这些练习看起来简单，但它们对个体的效果要比你最初设想的好得多。

评估1：灵活性测试

身体灵活性测试简单且易于执行。本书中所介绍的提升内在体感的训练，以及这些训练激活的大脑区域，都对身体的柔韧性有很大的影响。柔韧性指大脑和神经系统能接受和忍耐的拉伸程度，或指身体组织最多可以承受的拉力的大小。柔韧性很大程度上决定了身体的灵活性。综上所述，当大脑分析和评估内在体感的区域的功能得到优化时，身体的灵活性也会相应地得到提升。接下来，本节将介绍三种灵活性测试，通过这些测试你能够直观地评估某个具体的练习以及你的训练计划的效果。请在其中选择一个你觉得最安全且最舒适的测试。如果你的前庭系统有较大的问题，即平衡能力欠佳，那么体前屈可能不是最适合你的测试，你最好选择从肩关节灵活性测试开始评估你的训练效果。

▶ **体前屈**

1. 请保持站立姿势，双脚分开，与髋同宽。脊柱自然、放松地挺直和伸展。平静、均匀地呼吸。目视前方。双臂自然垂落在身体两侧。

2. 上半身前屈，尝试用手指触碰地板、脚尖或者双腿上能触碰到的最低的位置，重复测试2~3次，注意膝盖不要弯曲。

提示：感受背部的拉伸，并记录体前屈的最大幅度，可以将手指能触

28

碰到的最低位置作为参考，这样可以对自己的灵活性有一个基本的了解。
本次的拉伸感和活动范围是再次测试时的比较标准。

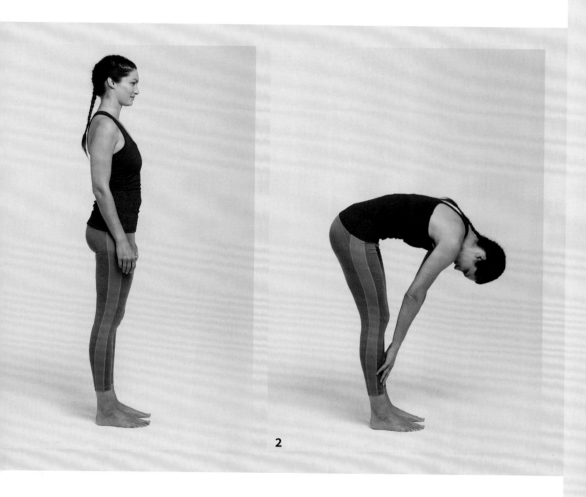

2

▶ **转体**

1. 请保持站立姿势，双脚分开，与髋同宽。脊柱自然、放松地挺直和伸展。平静、均匀地呼吸。目视前方。向前伸直双臂，双臂保持水平，双手掌心相贴。

2. 以最大幅度向右转体2~3次。

3. 接着以最大幅度向左转体2~3次。

提示：注意，双脚始终指向正前方，不要随着上半身一起转动。如果你在向某侧转动时感到动作略微不畅，那么这个练习就很适合作为你的评估测试。本次的拉伸感和活动范围是再次测试时的比较标准。

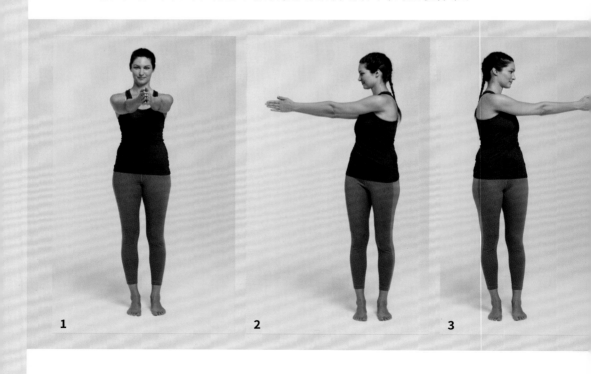

1　　　　2　　　　3

▶ 肩关节灵活性

1. 请保持站立姿势，双脚分开，与髋同宽。脊柱自然、放松地挺直和伸展。平静、均匀地呼吸。目视前方。右侧肘部屈曲，使前臂和上臂成90°夹角，右臂抬至与肩关节同高，平行于地面，掌心向下，指尖指向正前方。

2. 以最大幅度向上转动右侧前臂2～3次，回到起始位置。

3. 接着以最大幅度向下转动右侧前臂2～3次，回到起始位置。换左臂，重复刚才的练习。

提示：如果某侧手臂在转动时动作略微不畅，那么这个练习就很适合作为你的评估测试。本次的拉伸感和活动范围是再次测试时的比较标准。

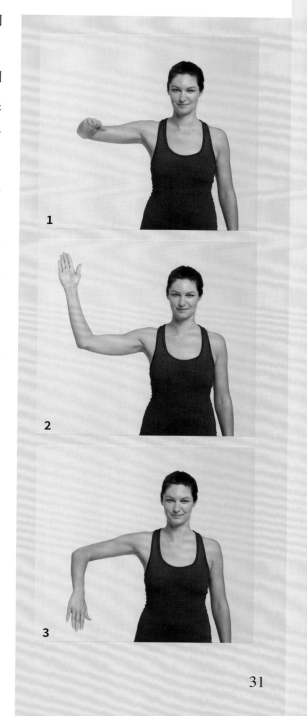

31

评估2：疼痛程度测试

除了身体的灵活性，评价内在体感是否得到改善的另一个指标是对疼痛程度的自我感知。人对疼痛的感知和岛叶的功能密切相关。正如第一章中所介绍的，在疼痛评估中，岛叶扮演了重要的角色。如果在训练后痛感减轻，就证明岛叶的功能通过训练得到了改善。

▶ 评估疼痛程度

如果你被反复发作的疼痛或长期的疼痛折磨，那么你很适合将疼痛程度测试作为评估测试。当某个动作导致疼痛时，请保持身体放松，同时将注意力集中到疼痛部位。从1到10，你会如何给疼痛打分？1是非常轻微的疼痛，10是能够想到的最强烈的疼痛。请为感受到的疼痛打分，并将其记录下来作为再次评估时的比较标准。如果在完成练习后，疼痛程度有所下降，你就可以把该练习归为"积极"一类。如果在安静状态下也能感受到疼痛，请把即时感受到的疼痛程度也记录下来。不要再做会导致疼痛的练习。

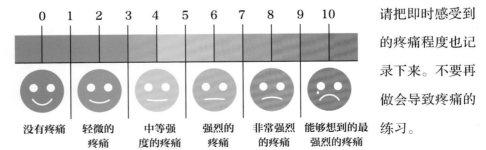

0	1	2	3	4	5	6	7	8	9	10

没有疼痛　轻微的疼痛　中等强度的疼痛　强烈的疼痛　非常强烈的疼痛　能够想到的最强烈的疼痛

▶ 你的疼痛程度有多高？这个疼痛量表会帮助你量化疼痛程度

阶段性测试疼痛程度

当然，有一部分疼痛症状和疼痛状态，是在改善内在体感后只能稍微减轻甚至无法减轻的。请阶段性地测试你的主观疼痛程度，以评估训练的长期效果。一般规律是，身体的灵活性和活动范围得到改变后，疼痛会随之减轻。

评估3：呼吸测试

你能够屏住呼吸多久而不感到窒息？这个时长是判断大脑能否充分评估身体状态的有效标准。如果你能较长时间地屏息，说明岛叶可以准确地评估和调节血液中氧气和二氧化碳含量的变化，即内在体感能力较为优秀。如果较短时间的屏息就会让你感到痛苦，说明大脑过快地判断这种感觉是"危险"的，即大脑准确评估身体状态的能力受限。因此，你能够屏息且没有窒息感的时长，是评估内在体感功能非常合适的标尺。如果练习有积极效果，你在平静状态下屏息且没有窒息感的时长就会比练习前更长。

听从身体的指示！

屏息可能对部分人来说是很不舒服且危险的。请只在你觉得安全的范围内进行本评估，不要勉强自己。

　　一般情况下，身体中储存的氧气能够让你保持屏息状态30秒而没有迫切想要吸气的冲动。如果你的内在体感功能存在障碍，你很快就会产生吸气的冲动，这种冲动对一部分人来说是无法抑制的。暂时屏息的能力能够通过本书中的练习得到提高。如果本评估让你觉得很不舒服，就先进行其他评估，几周后再重新进行本评估。

▶ **屏息**

　　所需工具：秒表。

　　请保持站立姿势，双脚分开，与髋同宽。脊柱自然、放松地挺直和伸展。目视前方。闭上嘴巴，如有必要可捏住鼻子，同时开始计时。屏住呼吸，直到你不能忍受、无法控制目前的窒息感。请不要强行憋气，这是评估而不是比赛！记下你开始觉得屏息令你不适或让你产生想要吸气或吞咽冲动的时间。本次屏息的时长是再次测试时的比较标准。请尽量在相同

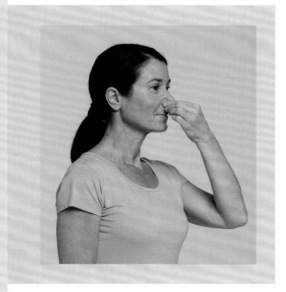

的条件下进行屏息测试，以便更好地对比练习前后的状态。开始屏息前，可以小幅度地吸气或呼气，从而让自己更舒服些。

　　提示：如果你非常激动，或刚进行了体力劳动，屏息以及忍受或控制屏息感的能力会受到影响，这会影响评估结果。因此，请不要在这些情况下进行该测试。

评估4：肌肉收缩测试

　　另一个能够评估内在体感改善程度的测试是，肌肉能否尽可能长时间地保持收缩的状态。拥有这种能力的必要条件是良好的自主功能调控，这样身体才能适应因长时间的肌肉收缩导致的血压、血流以及肌肉张力的变化。岛叶会参与这些自主功能的调控。因此，能够长时间地保持肌肉收缩的能力也是测试岛叶功能和活跃度的一个指标。

　　在接下来的练习中，你要尽可能长时间地保持肌肉收缩的状态。如果某侧身体保持肌肉收缩状态的时长稍短，就说明中枢神经系统调控肌肉收缩的自主功能有所欠缺。如果你在训练之后，肌肉能够更容易地收缩且能够保持收缩状态的时长增加，就意味着你的大脑在控制自主功能方面有所进步。

听从身体的指示！

　　肌肉收缩测试可能相当费力，因此测试过程中没有必要让自己强撑到筋疲力尽。通常，当你很难保持肌肉收缩的状态，或者身体某侧的肌张力明显降低时，你是很快就能感觉到的。

▶ **保持肌肉收缩状态**

1. 请保持站立姿势，双脚分开，两脚距离介于与髋部和与肩关节同宽之间。面朝墙壁或门，与其保持50～60厘米的距离。脊柱自然、放松地挺直和伸展。平静、均匀地呼吸。目视前方。肘部放松，保持自然、轻微的弯曲状态，一只手放松，另一只手握拳。将握拳一侧的手臂向前伸出，拳头的大拇指和示指抵住墙壁或门，向墙壁或门施加压力，一开始微微用力，之后逐渐加大力量。持续收缩肌肉，5～10秒后让你的力量达到最大，此时用最大力量抵住墙壁或门。尽可能长时间地保持肌肉最大收缩的状态，记录自己坚持的时长。在以上过程中，要保持身体平静、稳定且尽量放松，只让手臂发力。

2. 转换姿势，让身体侧对墙壁或门，用握拳一侧的拳头的大拇指和示指抵住墙壁或门。重复上面的动作，慢慢收缩肌肉，并尽可能长时间地保持肌肉最大收缩的状态。

3. 最后，背对墙壁或门，用握拳一侧的拳头的手掌外侧及小拇指抵住墙壁或门。重复上面的动作，慢慢收缩肌肉，并尽可能长时间地保持肌肉最大收缩的状态。换另一侧手臂重复上述动作。

提示：请注意保持身体两侧面对墙壁或门的距离相同以及姿势一致。大多数情况下，比较结果显示，身体一侧的耐力会比另一侧的差。你可以重点关注耐力较差的一侧练习前后的变化，并以此评估练习的效果。

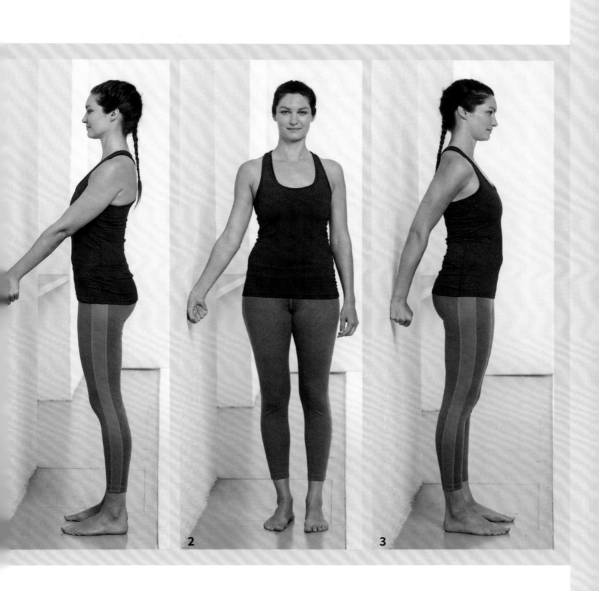

评估5：平衡性测试

最后一个评估是平衡性测试。平衡能力与岛叶的功能及内在体感关系密切。岛叶中有一个部分叫作前庭关联皮层。该区域负责加工平衡信息，并将其与其他感官信息进行整合、比较。此外，岛叶与位于小脑中间的小脑蚓部关系密切。小脑蚓部与身体重心的协调性和稳定性密切相关。岛叶活跃度提升后，整合信息的能力和小脑蚓部的活跃度也会提升，这能够提高身体的平衡能力，让身体状态更稳定、更健康。

评估时，应将双脚紧紧靠拢，使自己几乎无法保持身体稳定（平衡问题）。接下来介绍的立正站姿和前后步站姿都符合此描述。如果你的训练计划有积极效果，那么再测试时，你会感到自己对身体的控制更有力，站姿更稳定，更有安全感，保持平衡的时间也会更长。

▶ 立正站姿

1. 请保持站立姿势。脊柱自然、放松地挺直和伸展。平静、均匀地呼吸。目视前方。双脚紧紧并拢，尝试保持平衡15～20秒。

2. 你也可以闭上眼睛，提升本测试的难度。请感知你的站姿和平衡情况：你是一直稳定且放松地站着，还是从一开始就出现摇晃和不稳定？记录在这个站姿下你的稳定性如何，本次的稳定性是再次测试时的比较标准。

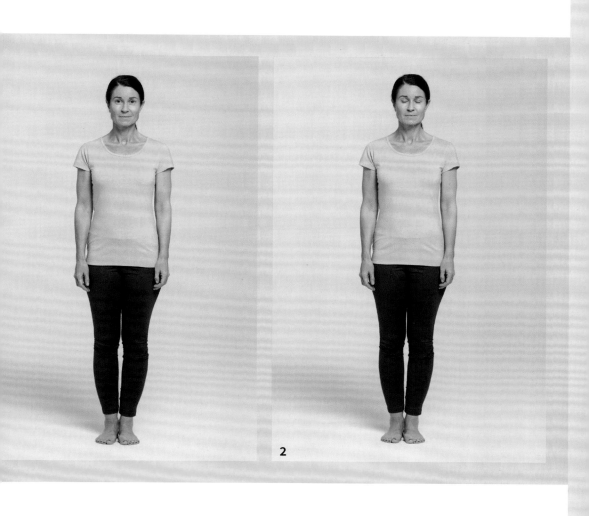

2

▶ 前后步站姿

进阶的平衡评估方法是前后步站姿。当你做出立正站姿没有出现平衡问题时，请你使用本站姿进行评估。

1. 请保持站立姿势。脊柱自然、放松地挺直和伸展。平静、均匀地呼吸。目视前方。

2. 将右脚迈到左脚前方，右脚脚跟与左脚脚尖相贴，以这个姿势保持平衡15～20秒。

3. 你也可以闭上眼睛，提升本测试的难度。

4. 睁开眼睛，交换双脚位置，让左脚置于右脚的前方，并保持平衡15～20秒。

5. 如果可以，请闭上眼睛，感知保持平衡的难度和当前姿势的稳定性。左脚在前和右脚在前时，情况有所不同吗？如果你在某只脚在前时不能保持平衡，请重点关注该种情况练习前后的变化，并以此评估练习的效果。

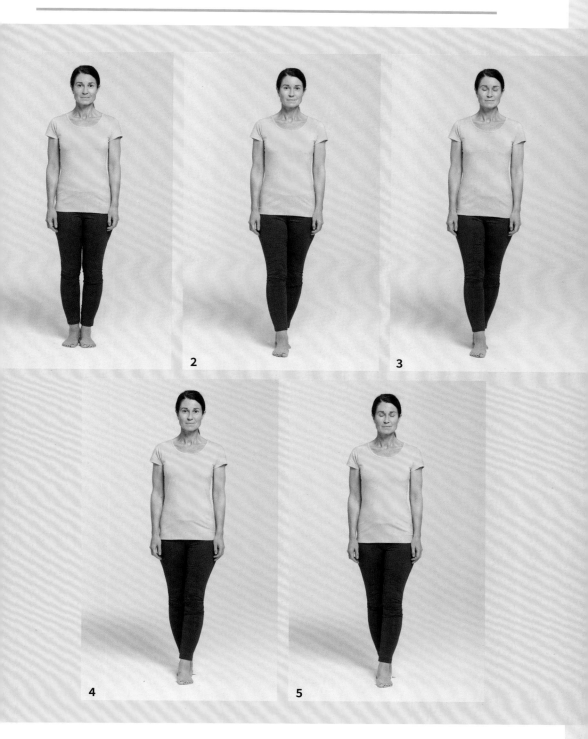

对健康的积极影响

每一种练习都会以某种方式给内在体感和整个身体带来直接的变化。请感受一下，你的呼吸是否变得更加顺畅、平稳，练习后是否感觉身体的整体状态（体内）变好，压力是否减轻。以上评估可能与你见到的一般评估方式有所不同，但它们能够展现出训练在短期内给你的中枢神经带来的直接影响，而这正是训练的意义。

当你已经做了几周或者几个月的训练时，岛叶的功能和内在体感得到改善，你一定会感受到更多身体上的积极变化。不过每个人的表现可能不同，这些表现也不会在同一时间一起出现。以下是你的身体与感知得到改善的一些表现。

- 睡眠质量提高，早上起床后感觉身体得到了充分的休息。
- 活动或运动的积极性提高。
- 在社交场合、会议现场以及其他需要与外界产生复杂沟通的场所（如商场）中，感受到的不适和焦虑情绪减少。
- 呼吸质量提高，不论是在平静状态下还是在运动状态下。
- 对自己的身体状态有了更敏锐的感知，能更好地判断自己何时紧张、何时放松，甚至可以判断肌肉的酸痛程度。
- 耐力增强，更不容易感到疲劳。
- 水肿减轻。
- 炎症减少。
- 用餐后胃肠道的负担减轻。
- 平衡能力增强。

- 嗅觉改善。对气味的判断能力增强。如果之前对气味过度敏感，那么通过练习，这种过度敏感会有所减轻。

- 吞咽能力增强。吞咽片剂和胶囊时不再那么费力，或者吞咽动作对你来说更加轻松。

- 听力改善。

- 饥饿感和干渴感恢复正常，情绪化进食减少。

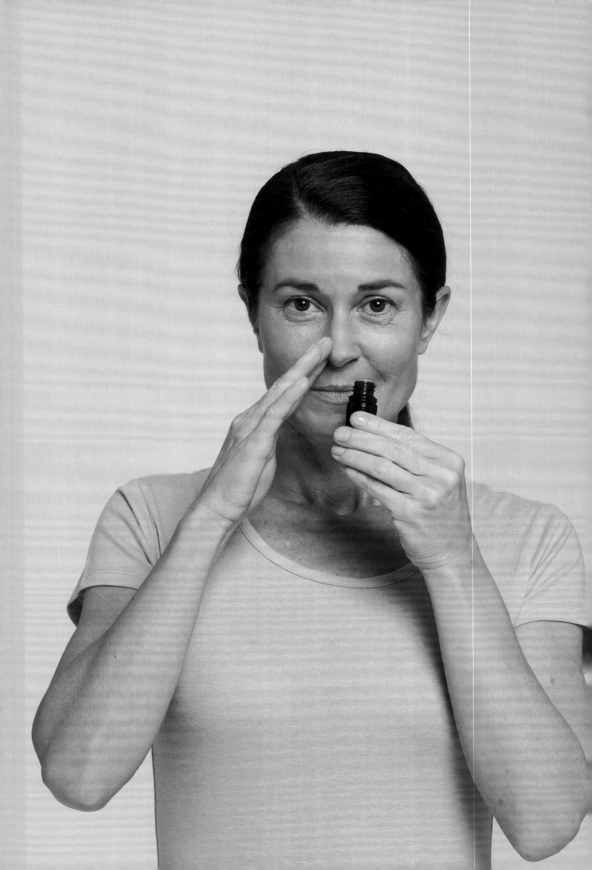

第三章

搭建训练框架

3

激活迷走神经和改善内在体感的准备

正如第一章中所介绍的，内在体感是复杂的、多层面的神经现象。所有身体内部的信息都与岛叶有着紧密的联系，同时它们的功能会互相影响。因此，强化它们之间的联系是改善内在体感、增强身体功能和提高健康水平的前提。

本章的主要内容就是为你接下来的训练搭建框架，以便训练能够充分发挥作用，持续改善内在体感。随后，第四章到第七章会介绍身体的每个部位应当如何训练。这些训练会针对这些部位发挥巨大的作用，同时减轻压力、增强身体功能以及改善整体健康状况。在对每个部位进行针对性训练前，要打造坚实的身体基础，也就是搭建本章将要介绍的理想的训练框架，这样才能让训练创造奇迹。

本书希望给你提供一个全面的、整体的视角，让你对训练背后的神经学背景进行基本的了解。本章聚焦于激活额叶以及改善作为神经系统基础的前庭系统。前庭系统对岛叶的功能和内在体感的影响重大，希望你能在训练计划中着重关注这一方面。此外，本章提供了嗅觉和味觉训练，它们可以激活岛叶中部，这个位置参与整合感官信息的过程。通过伸展颈椎和调节迷走神经，负责在身体和大脑之间传输信息的部分也会得到改善。

本章末尾还提供了其他激活辅助运动区的方法。这些辅助运动区是额叶的重要组成部分，深度参与身体内部活动的协调和管理。通过阅读本章你会发现，搭建的训练框架越好，针对内在体感各个部分的练习就越有效，你就越能实现改善身心健康和增强身体功能的目标。

激活额叶

如果观察一下岛叶和其他脑区的交流，你会发现额叶和岛叶之间存在大量的信息交流。额叶的重要任务之一就是控制或抑制非必要的神经冲动。大脑需要对传入的刺激做出反应，即启动或者停止一项活动。行动信号会启动一项活动，停止信号则会将其终止。行动信号和停止信号都是由额叶的特定区域发出的。如果停止信号没有发出或发出不及时，就无法抑制不合时宜的神经冲动，导致身体做出过度的反应。这种情况下，大脑会回溯过往的解决策略和行为模式，而这些解决策略和行为模式往往不足以应对当下的情况。例如，虽然胃部已经被填满，但你还想吃下一块美味的蛋糕，这时就需要停止信号及时出现。每一种形式的行为改变都需要停止信号，并且这个信号往往在大脑追溯往日的经验并做出自动判断前发出。

提高对冲动做出反应的能力的有效方法是通过训练强化额叶。本章中的练习会改善额叶相关区域的活跃度，让你能够以更有针对性、更适当和更好的方式来处理与内在体感相关的刺激，如饥饿和口渴，同时让你能够更有力地控制非必要的冲动。

▶ 瞳孔跳动练习：水平眼动

激活额叶和岛叶后部的一个简单方法是水平眼动，也叫瞳孔跳动。这种活动的启动和开展发生在眶额皮质，这是额叶的一部分，与具有抑制功能的额叶区域相连。大脑不同区域之间的活跃度会互相影响，因为它们往往共用供血血管。通过眼动激活眶额皮质后，具有抑制功能的额叶区域也会得到更充分的供血，从而更加活跃。将视线停在目标上这一动作由小脑的相应区域进行协调，小脑会直接向额叶报告眼动的精确程度，并提示额叶在必要时对其进行优化。这种交流使额叶既能通过眼动直接得到激活，也能通过将视线停在目标上这一动作间接得到激活。眼睛的活动更易激活岛叶后部，而岛叶后部活跃度的提高能够大大减轻压力和疼痛。

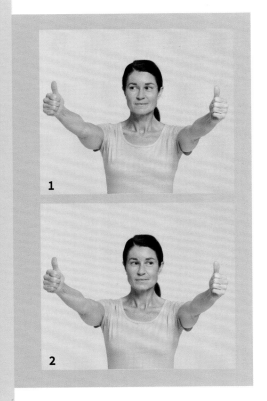

1. 请保持站立姿势，双脚分开，与髋同宽。脊柱自然、放松地挺直和伸展。平静、均匀地呼吸。目视前方。双臂抬至与视线齐平，大拇指向上伸直。双眼看向右手大拇指。
2. 将视线在左右大拇指间来回移动30 ~ 90秒。注意，头部不要随视线移动。

▶ **训练卡眼动练习**

所需工具：两张训练卡（下图为示意图，训练卡大小根据个人调整）。

为了让眼动训练不那么无聊、单调，本书推荐你使用专门的训练卡，也就是眼动卡。你需要从左到右逐行阅读训练卡上的字母。这一眼动训练的变式需要你投入更多的专注力以及进行更精确的眼部控制，这样你才能在每一次视线转移时找到特定行中的特定字母。这项训练会大大提高额叶的活跃度。

N	Y
X	W
Y	T
W	M
S	P
M	M
P	S
O	W
L	D
K	E
U	D
I	F
O	G
P	T
Z	Y
K	J
B	L

1. 请保持站立姿势，双脚分开，与髋同宽。脊柱自然、放松地挺直和伸展。平静、均匀地呼吸。目视前方。将训练卡放置于距你60～80厘米、与视线齐平处。

2. 将视线停在左边第一个字母上。

3. 从左到右逐行扫视每个字母，用时30～90秒，看完一遍后从上到下再来一次。注意，头部不要随视线移动。

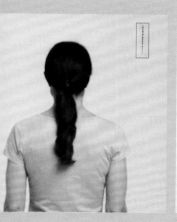

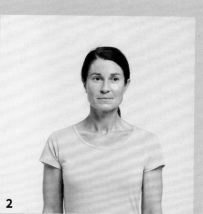

2

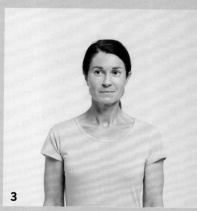

3

▶ 反向眼动：眼动的特殊形式

反向眼动是本书介绍的最有效的、能够精准激活额叶中负责抑制冲动的区域的方法。在这个练习中，你需要做的是抑制对视觉刺激的冲动，并进行与之相反的活动。视觉系统的运作方式是，一旦你察觉到周边环境中某个物体突然开始运动，眼睛就会反射性地聚焦到这个物体上，这样你就能知道它到底是什么，以及是否存在威胁。对突然出现的视觉刺激做出眼动的反应可以说是一种天然的、根深蒂固的本能，而这项练习就是与这种本能做对抗——当你接收到视觉刺激时，你需要抑制自然反应。每当你抑制对视觉刺激的冲动，即控制对视觉刺激的反应时，额叶就会开始活跃，因此这种特别的眼动练习能够大幅提升负责抑制冲动的脑区的活跃度。此外，比起上述其他眼动练习，本练习需要你投入更多的专注力，因此岛叶前部也能受到更强的刺激。反向眼动练习是激活岛叶重要区域的方法，它可以有效提高情绪调节能力。要完成这个有趣且有效的练习，你只需要寻找一位训练搭档。

1. 请保持站立姿势，双脚分开，与髋同宽。脊柱自然、放松地挺直和伸展。平静、均匀地呼吸。训练搭档站在距你大约1.5米远的位置，双臂抬至与你的视线齐平。一开始，请你放松地注视搭档的额头或下颌。

2. 训练搭档摇晃或者挥舞示指或中指，当你保持注视对方的额头或下颌时，你只能在余光中注意到这一活动。

3. 一旦察觉到训练搭档手指的活动，请立即将视线转移到对方另一只手上。

4. 将视线转回搭档的额头或下颌上。重复上述的练习，持续60～90秒。注意，训练搭档需要进行持续、无征兆地换手活动。在进行本练习时，你需要始终保持高度专注。

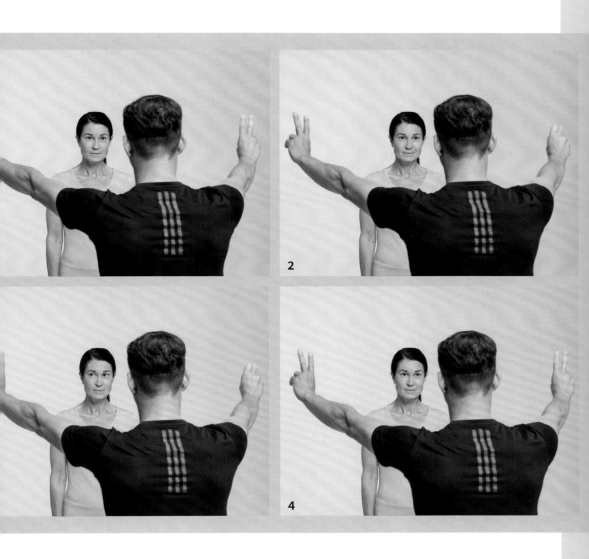

▶ 记忆训练"双重任务"

另一个激活额叶的方法是在日常生活或训练中为自己设置算术题或特定的记忆练习，同时进行简单的活动，如散步、慢跑、爬楼梯、洗漱或洗澡。除了额叶，这些需要同时投入注意力和进行活动的练习还可以激活岛叶的前部和后部，从而改善内在体感和整体健康状况。

倒数

选择一项活动，在进行这项活动的同时，从100开始大声倒数，间隔为7，如"100""93""86"……注意，倒数时要保持活动不停。在刚开始时，你可以一边走路一边倒数，随后逐渐提高活动的复杂程度。

列举月份

选择一项活动，在进行这项活动的同时，从一月开始列举月份至十二月。这个练习的关键在于，将大声念出月份和在心中默念月份轮流进行：大声念出"一月"，在心中默念"二月"，大声念出"三月"，在心中默念"四月"，以此类推。注意，在列举月份的时候不要停下正在进行的活动。和反向眼动练习类似，在这个练习中，你要抑制、控制自己想要每一次都在心中默念或每一次都大声念出月份的冲动。因此，这个练习也可以激活额叶中具有抑制功能的相关区域。

利用应用程序（比如游戏）来训练大脑

除了上述训练可以激活额叶外，还存在一些专门为此设计的应用程序。你可以在手机、电脑上下载这些应用程序，随时随地进行练习，比如在公交车上、在火车上、在工作间隙、在医院等候室或者在家进行练习。这些应用程序的结构和反应任务各不相同，本书只能整体介绍一下相关基本信息，你可以在各供应商的说明中找到详细信息。

激活额叶训练的分类

练习	积极	中性	暂时搁置
瞳孔跳动练习：水平眼动			
训练卡眼动练习			
反向眼动：眼动的特殊形式			
记忆训练"双重任务"			
倒数			
列举月份			
利用应用程序（比如游戏）来训练大脑			

激活额叶的训练推荐

额叶训练总共有四种方式能够发挥作用。一方面你可以将其作为主要训练，练习3~6周，每天20~30分钟。单独针对额叶的训练特别适合解决难以对刺激做出充分反应和抑制冲动障碍等问题，具体包括饮食失调、成瘾，以及出现不恰当的情绪反应，如过度愤怒和焦虑、抑郁、突然大笑或大哭。

另一方面，你可以将额叶训练当作接下来其他方面训练的基础，以提升整体训练效果。

你还可以将这些练习作为热身运动融入接下来的内在体感训练中，每天练习2~5分钟，具体时间取决于练习的强度。

同时，你可以通过上面提到的应用程序改善额叶功能。这需要你每天至少训练10分钟，你可以在休息时间或者工作间隙玩4~5次这类小游戏，每次2~3分钟。

激活额叶的训练推荐

应用方式	练习时长与方法	效果
作为主要训练内容	• 选择评估结果为"积极"或"中性"的练习 • 每天20～30分钟 • 划分为2～3个单元练习 • 持续3～6周	• 提高抑制冲动和改变行为的能力 • 激活岛叶前部：反向眼动练习效果最佳 • 具体以下方面可以得到改善： 　• 情绪管理 　• 焦虑情绪 　• 抑郁情绪 　• 冲动控制 　• 压力症状 • 眼动练习和双重任务练习还能激活岛叶后部，并能着重改善以下方面： 　• 恢复能力 　• 压力症状 　• 慢性疼痛 　• 内在体感能力 　• 整体健康状况
作为内在体感训练的一部分	• 选择1～2个评估结果为"积极"的练习 • 每天2～5分钟	
作为其他训练的准备练习	• 选择1～2个评估结果为"积极"的练习 • 每天2～5分钟 • 其他训练开始前	• 提升训练整体效果
在休闲时间或在工作间隙	• 每次通过应用程序练习2～3分钟 • 每天4～5次	• 提高抑制冲动的能力

前庭系统训练

　　前庭系统具有很多重要的功能。它可以"告诉"大脑我们在空间中的具体位置，哪里是上，哪里是下，并指明前进的路。前庭系统能够测量和识别头部和身体的加速度和位置变化，并将这些信息发送到特定的脑区。基于这些信息，身体才能够在活动中保持稳定，调整姿势从而适应不同的加速度。除此之外，前庭系统还可以协助其他重要的运动控制系统，例如它有助于维持视觉的稳定，并且对动作的协调、学习以及自主功能的调节有很大的影响。

　　前庭系统的任务之一就是对抗重力，从而让我们伸直身体。要想实现身体的直立，岛叶和自主神经系统需要掌握反重力信息。血压、呼吸、肌肉的激活、内脏的调节等都需要调整至理想状态，这正是岛叶发挥作用的地方。岛叶后部存在所谓的前庭关联皮层，这是一个简化术语，指的是整合特定信息并将其与其他信息进行比较的皮层区域。也就是说，岛叶后部负责将来自前庭器官的信息和其他身体信息，与来自环境的信息进行比较。此外，岛叶后部主要负责躯干功能、疼痛管理以及器官活动。

　　参与前庭信息处理过程的不是只有岛叶后部，前庭信息也会输送到岛叶中部。岛叶中部不仅与激素系统关系密切，还负责统筹内在体感信息。因此，在感知身体状态、改善消化功能、减轻压力、进行更充分的疼痛评估以及调节情绪和身体内部过程方面，前庭系统具有重要的意义。它几乎对内在体感的所有区域都能产生积极的影响，真正搭建了一个调节自主活动的框架。

前庭系统的结构

测量加速度的前庭器官位于内耳，由三个半规管和两个耳石器官组成。三个半规管分别是外半规管、上半规管以及后半规管，相互成90°夹角，任务是测量身体在旋转时的加速度。而测量直线加速度的任务，则由耳石器官，即球囊和椭圆囊负责，其中球囊负责向上和向下的运动，椭圆囊负责前后向和左右向的运动。

前庭系统不仅包括前庭器官，还包括参与接收、处理和传输前庭信息的所有部分。前庭系统与其他所有系统都存在密切联系，是神经系统的重要基础之一。接下来，首先介绍针对前庭器官各个具体部分的基本练习，然后介绍更为复杂的、针对整个前庭系统的练习。这些练习不仅可以改善前庭系统的功能，还能大大提升岛叶后部的活跃度。长期练习后，前庭系统接收和处理信息的质量都能得到优化，从而为内在体感训练创造理想的先决条件。

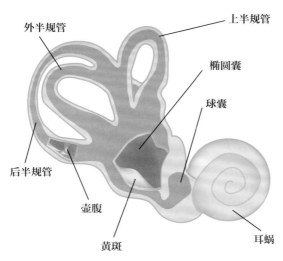

▶ 位于内耳的前庭器官由三个半规管以及两个耳石器官组成，半规管负责测量角加速度，耳石器官负责测量直线加速度

前庭系统训练的七个基本练习

在前庭系统训练的起始阶段，比较适合进行一些简单但是具有整体效果的练习。前庭系统的基本练习包括摇头练习、点头练习和侧头练习。这些简单的练习可以有针对性地训练内耳中不同的前庭器官。本书提供了不同难度等级的练习：从基本的形式到难度更高的变式。

▶ **摇头练习**

所需工具：两个视觉目标。

最简单的平衡练习就是摇头练习。根据半规管的解剖学构造可知，摇头练习能够锻炼外半规管。在练习时稍微放低你的鼻子和下颌，不过始终使其与地面保持平行，就能够将练习效果最大化。因此，练习过程中请不要将头侧向一边，要一直保持鼻子和下颌与地面平行。

1. 请保持站立姿势，双脚分开，与髋同宽。脊柱自然、放松地挺直和伸展。平静、均匀地呼吸。可以选择与视线齐平的、分别位于头部两侧的两点，把它们作为视觉目标；也可以向前伸直手臂，让手位于头部两侧且指尖朝上，把手背作为视觉目标。向右转头，视线随之转动，看向右侧的视觉目标。

2. 有节奏地左右转动头部，轮流看向两侧的视觉目标，并逐渐加速。练习30～120秒。在刚开始时，请选择一个你容易控制的节奏，随着时间的推移慢慢加速。你应该尽可能地保持连贯的节奏，在此节奏中，你能够在一秒钟内完成先从右到左、再从左到右转头的完整循环。

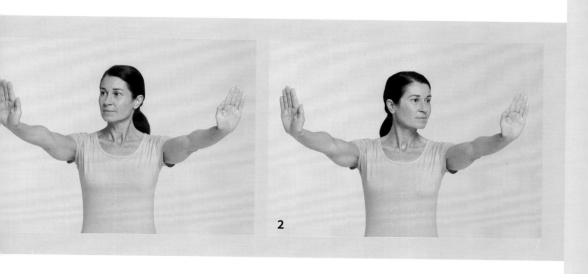

2

▶ 变式1：闭眼摇头练习

在充分掌握上面的基本练习之后，你可以闭上眼睛进行该练习。视觉被剥夺后，大脑就会更加依赖准确、清晰的前庭信息。这样做会使专注力得到提升，练习效果也会更好。

1. 请保持站立姿势，双脚分开，与髋同宽。脊柱自然、放松地挺直和伸展。平静、均匀地呼吸。闭上眼睛，向右转动头部。

2. 有节奏地左右转动头部，并逐渐加速。练习30~120秒。在刚开始时，请选择一个让你觉得舒适且容易控制的节奏。你应该尽可能地保持连贯的节奏，在此节奏中，你能够在一秒钟内完成先从右到左、再从左到右转头的完整循环。

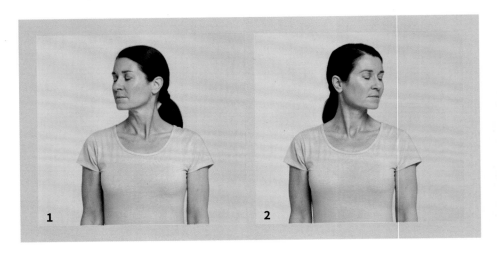

▶ 变式2：固定视觉目标的摇头练习

所需工具：一个视觉目标。

另一个升级版的摇头练习是在摇头时将视线固定在一处。如前文所述，在加速运动头部时保持视线稳定是前庭系统训练中非常重要的一点。在利用本练习训练外半规管时，请为自己找一个固定的视觉目标，无论头部怎样运动都尽量保证自己能够清晰、稳定地看向它。

1. 请保持站立姿势，双脚分开，与髋同宽。脊柱自然、放松地挺直和伸展。平静、均匀地呼吸。将视线固定在一个视觉目标上，它应距离你1～1.5米，并与你的视线齐平。向右转动头部，注意视线保持不动。

2. 有节奏地左右转动头部，并逐渐加速，同时保持视线固定在视觉目标上。练习30～120秒。在刚开始时，请选择一个你觉得舒适且保证你能一直看清视觉目标的节奏。你应该尽可能地保持连贯的节奏，在此节奏中，你能够在一秒钟内完成先从右到左、再从左到右转头的完整循环。

提示：选择大小合适的视觉目标，以便你在练习时能够清晰地看到它。

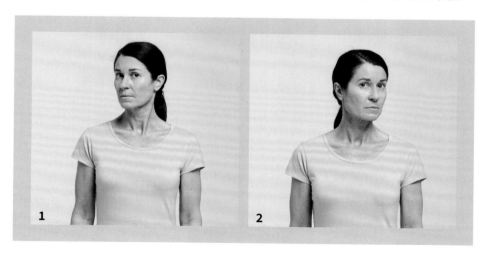

▶ **点头练习**

所需工具：两个视觉目标。

前庭系统训练的下一步就是点头练习，这个练习能够以简单的方式训练上半规管和后半规管。根据解剖学原理可知，当头部向前或者向后加速移动时，上半规管和后半规管会得到激活。在日常生活中，比起做点头动作我们更经常做摇头动作，因此点头练习更具有挑战性。

1. 请保持站立姿势，双脚分开，与髋同宽。脊柱自然、放松地挺直和伸展。平静、均匀地呼吸。选择两个视觉目标，水平视线以上和以下各一个。将两个视觉目标与眼睛连线，则这两条线与水平视线的夹角应该相同。
2. 抬头看向上方的视觉目标。
3. 有节奏地上下点头，轮流看向上方和下方的视觉目标，并逐渐加快速度。练习30～120秒。在刚开始时，请选择一个你容易控制的节奏，随着时间的推移慢慢加速。你应该尽可能地保持连贯的节奏，在此节奏中，你能够在一秒钟内完成先从上到下、再从下到上点头的完整循环。

提示：练习过程中将头部摆正，不要转头或者歪头。为了找到正确的头部位置，你可以找一个训练搭档，在他的反馈下进行调整，并记住头部摆正的位置。

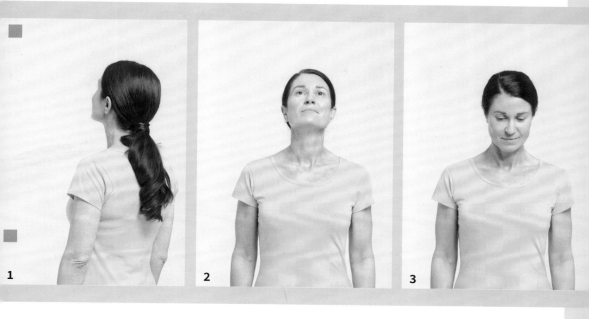

▶ **变式1：闭眼点头练习**

在掌握基本的点头练习之后，你可以试着闭上眼睛进行点头练习。和摇头练习一样，在视觉被剥夺后，大脑就会更加依赖准确、清晰的前庭信息，这样就能提升专注力和练习的效率。

1. 请保持站立姿势，双脚分开，与髋同宽。脊柱自然、放松地挺直和伸展。平静、均匀地呼吸。闭上眼睛，向上抬头。

2. 有节奏地上下点头，并逐渐加快速度。练习30～120秒。在刚开始时，请选择一个你容易控制的节奏，并随着时间推移慢慢加速。你应该尽可能地保持连贯的节奏，在此节奏中，你能够在一秒钟内完成先从上到下、再从下到上点头的完整循环。

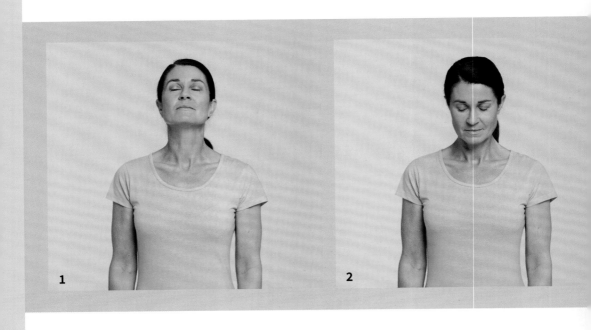

▶ **变式2：固定视觉目标的点头练习**

所需工具：一个视觉目标。

另一个升级版的点头练习是在点头时将视线固定在一处。如前文所述，在加速运动头部时保持视线稳定是前庭系统训练中非常重要的一点。在利用本练习训练上半规管和后半规管时，请为自己找一个固定的视觉目标，无论头部怎样运动都尽量保证自己能够清晰、稳定地看向它。

1. 请保持站立姿势，双脚分开，与髋同宽。脊柱自然、放松地挺直和伸展。平静、均匀地呼吸。将视线固定在一个视觉目标上，它应距离你1~1.5米，并与你的视线齐平。

2. 向上抬头，注意视线保持不动。

3. 有节奏地上下点头，并逐渐加速，同时保持视线固定在视觉目标上。练习30～120秒。在刚开始时，请选择一个让你觉得舒适且保证你能一直看清视觉目标的节奏。你应该尽可能地保持连贯的节奏，在此节奏中，你能够在一秒钟内完成先从上到下、再从下到上点头的完整循环。

提示：选择大小合适的视觉目标，以便你在练习时能够清晰地看到它。

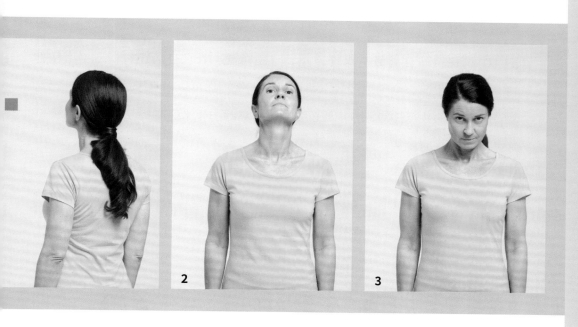

▶ 侧头练习

除了摇头练习和点头练习之外，还有一种简单且有效的练习，它既能激活上半规管和后半规管，又能激活耳石器官的各个部分，这个练习就是侧头练习。侧头练习要比之前所介绍的练习难度更高，因为要想做出这个动作，需要更多前庭系统的组成部分共同工作。因此，这项练习需要在做完摇头练习和点头练习之后进行。

1. 请保持站立姿势，双脚分开，与髋同宽。脊柱自然、放松地挺直和伸展。平静、均匀地呼吸。头部微微下低。你可以以鼻子为参照物，比起端正的头部姿势，鼻子的位置应该下移2～3厘米。将头部向右侧倾斜。
2. 左右来回侧头。练习30～60秒。

提示：请将侧头的幅度控制在你个人觉得舒适的范围内。要想增加练习强度，你可以逐渐加大幅度并加快速度。

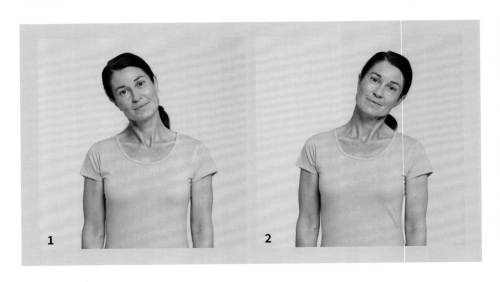

基本练习的变式

如果想要提升练习的难度，你可以一点点减少自己与地面的接触面积。此外，在你已经很好地掌握激活前庭系统的基本练习后，你也可以采取立正站姿或者前后步站姿来进行这些练习，这两种站姿已经在平衡性测试的部分介绍过。另外，你可以在向前或向后行走的过程中进行这些练习。

这些进阶变式会让你的训练灵活多变，充满创造力。你的大脑需要不断适应更高的难度，这对前庭系统是额外的刺激，能够有效增强训练的效果，并使大脑一直保持活跃和健康的状态。

抑制前庭眼反射（VOR-C）

前庭眼反射（VOR）是人体重要的生理反射，其意义在于保证眼球在人的运动过程中能够精准、同步地反向运动，从而使视觉目标稳定在视网膜黄斑处。但在某些情况下，这种眼球的运动不是必须的。要想保证前庭系统、头部、颈部以及眼动之间的协调性处于最佳状态，中枢神经系统必须拥有能够抑制和消除不必要的前庭眼反射的能力。本练习的名称由两部分组成："VOR"（即前庭眼反射）和"C"（英文"cancellation"的简写，即取消）。因此，"VOR-C"表示抑制前庭眼反射。下面，本书将先为你介绍一下简单的初步练习，这能让你更快掌握全方位经典的VOR-C练习。

▶ VOR-C全身旋转练习

为了实现前庭系统、眼部、颈部（尤其是颈椎）的运动协调，可以把VOR-C全身旋转练习（我们也称之为陀螺练习）作为初步的练习。这个练习不需要额外协调颈部，只需要在原地旋转，保持视野清晰即可。在下一个练习，即全方位经典的VOR-C练习中，才会加入颈部的动作。

1. 请保持站立姿势，双脚分开，与腰同宽。脊柱自然、放松地挺直和伸展。平静、均匀地呼吸。头部微微下低。你可以以鼻子为参照物，比起端正的头部姿势，鼻子的位置应该下移2~3厘米。将手臂伸直，向前举起至与视线齐平。双手交握，大拇指向上伸直。眼睛放松地看向大拇指的指甲。

2. 如下页中的图2a~2e所示，以身体为轴，向右旋转2~5次。在旋转过程中，要确保能够清晰地看到视野中大拇指的指甲，头部保持不动，手臂也始终保持伸直状态。转完一圈后，换为向左旋转。试着将视觉目标从大拇指的指甲转向较小的皮肤褶皱，逐渐缩小视线聚焦的范围。

　　提示：这个练习在一开始时可能造成眩晕。因此，建议你慢慢加快旋转的速度，不要勉强自己。你也可以将双脚分得更开或者坐在椅子上进行本练习。如果你觉得本练习很困难，可以先转半圈或者1/4圈。

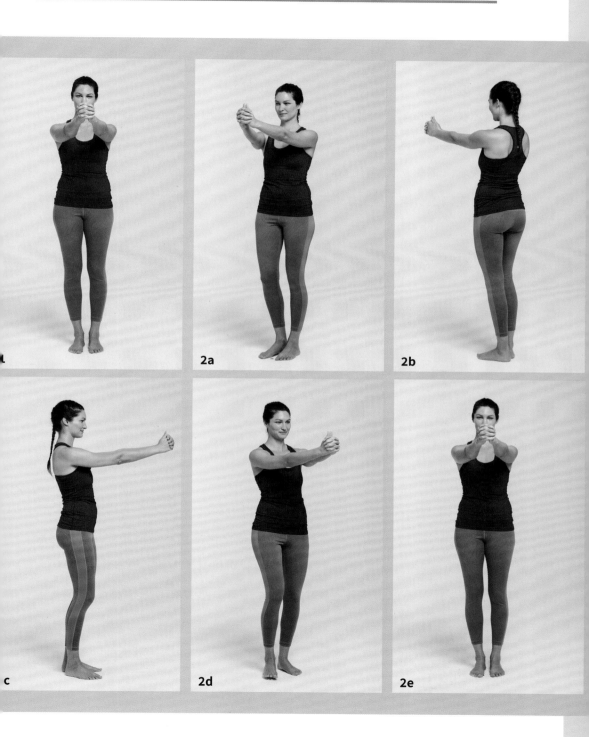

2a

2b

c

2d

2e

▶ **全方位经典的VOR-C练习**

所需工具：一根视觉棒或一个视觉目标。

在掌握以自身为轴旋转并同时保持视野稳定的练习后，你就可以将协调颈椎和头部纳入练习。在所有运动方向上进行训练，可以激活左右两侧的半规管。请再次阅读有关前庭系统结构的内容。建议你先向右侧做动作，再向左侧做动作，以便能够流畅地完成所有方向上的训练。

1. 请保持站立姿势，双脚分开，与腰同宽。脊柱自然、放松地挺直和伸展。平静、均匀地呼吸。用右手举起视觉棒（或选定一个视觉目标），右臂抬至与视线齐平。选择视觉棒上的一个字母，将视线聚焦于此。

2. 将视觉棒向右转动，头部和视线一起随之慢慢移动，重复4～6次，然后平静、缓慢地将右臂移回正前方。这样可以激活右侧的外半规管。

3. 将右臂、头部和视线一起向右上方移动，重复4～6次，然后回到正前方。这样可以激活右侧的后半规管。

4. 向右下方同时移动右臂、头部和视线，重复4～6次。这样可以激活右侧的上半规管。

5. 用左手举起视觉棒，重复上述"1"中的动作。

6. 将视觉棒向左转动，头部和视线一起随之慢慢移动，重复4～6次，然后平静、缓慢地将左臂移回正前方。这样可以激活左侧的外半规管。

7. 将左臂、头部和视线一起向左上方移动，重复4～6次，然后回到正前方。这样可以激活左侧的后半规管。

8. 向左下方同时移动左臂、头部和视线，重复4～6次。这样可以激活左侧的上半规管。

提示：鼻子和眼睛要始终朝着视觉棒或视觉目标的方向。在实践中，一开始手移动的速度往往会快于头部，这会导致鼻子、眼睛和手部不能处在同一条直线上。因此，一开始手部移动的幅度不要太大，速度也不要太快，让头部能够对准视觉目标。你的眼睛需要直视视觉棒，鼻子需要和视觉棒处在同一条直线上。你可以逐渐加快视觉目标移动的速度和扩大视觉目标移动的范围。

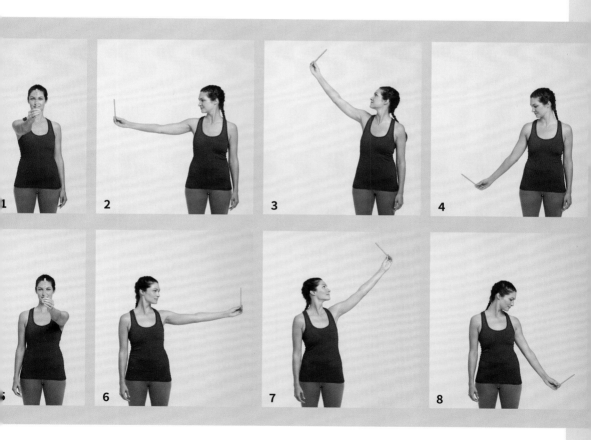

体操球上的进阶版前庭系统练习

体操球最初就是用于康复训练和前庭系统训练的。本节的这些练习正好回归了这个健身器材的原始用途。体操球有很多使用方法，可以帮助我们训练和协调前庭系统的各个组成部分，从而大大提升前庭系统相关部分的活跃度，同时优化自主活动调节以及内脏功能。此外，体操球训练很适合那些因为前庭系统问题难以进行一般前庭系统训练的人群。体操球还可以让训练变得更加有趣。比起其他器材，体操球占地面积很小，你甚至可以把它带到办公场所。

请参考下面的表格，准备一个大小和你的身高相匹配的体操球。

身高（米）	体操球直径（厘米）
1.4以下	45
1.41~1.54	55
1.55~1.75	65
1.76~1.85	75
1.86~2.00	85
2.01~2.15	95

▶ **上下摆动体操球练习**

所需工具：体操球。

训练前庭系统重要区域和激活岛叶的基本练习之一，就是让身体上下摆动。垂直加速度的信息由耳石器官中的球囊接收并传递给大脑。大脑会根据该加速度的信息开始调整脊柱、头部和颈部的位置，稳定眼部以及调节自主功能。经过上述这套流程，大脑就能针对当前的情形将身体姿势和功能调整到最佳状态。此外，在一个不稳定的表面上上下摆动身体，自然对躯干肌肉和脊柱的稳定性有进一步的要求。这个附加效果能够激活脑部的其他区域，如小脑的中部。如此，前庭系统就能够更好、更高效地工作。

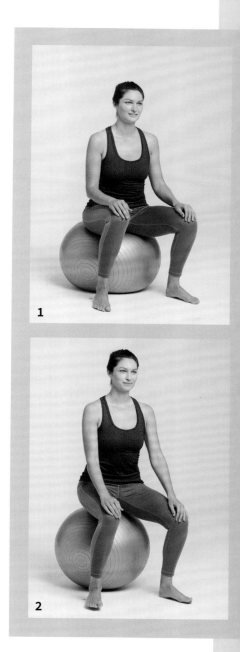

1

1. 坐在体操球的中心部位。脊柱自然、放松地挺直和伸展。尽量放松身体。平静、均匀地呼吸。双脚分开，其距离应可以保持身体稳定。放松头部、眼部和颈部。

2. 在体操球上上下摆动身体30～60秒，注意练习时要保证自己感到安全和舒适。如有必要，可相应调整上下摆动的速度和对体操球施加的压力。

2

▶ 变式1： 闭眼上下摆动体操球练习

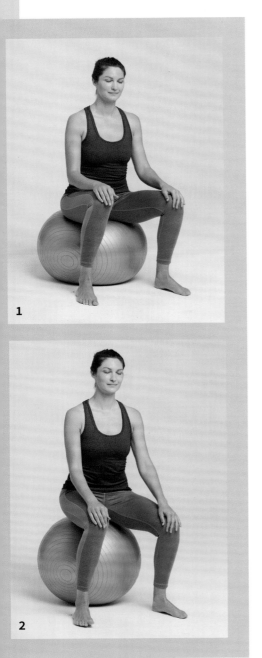

所需工具：体操球。

在掌握了基本的上下摆动体操球练习后，你就可以开始闭着眼睛练习。如前文所述，闭眼后大脑就会更依赖前庭信息，专注力会得到提升，练习的效果也会提高。

1. 坐在体操球的中心部位。脊柱自然、放松地挺直和伸展。尽量放松身体。平静、均匀地呼吸。双脚分开，其距离应可以保持身体稳定。闭上双眼。

2. 在体操球上放松地上下摆动身体30~60秒，注意练习时要保证自己感到安全和舒适。如有必要，可相应调整上下摆动的速度和对体操球施加的压力。

提示：在最开始时，为了让本练习有安全保障，请保证自己周围有足够的空间。

▶ 变式2：固定视觉目标的上下摆动体操球练习

所需工具：墙上的视觉目标、体操球。

这个变式需要你盯着一个固定的视觉目标，其他方面和之前的练习一样。如前文所述，在身体上下摆动时保持视野稳定，是前庭系统训练的一个重要方面。在利用垂直加速度训练耳石器官时，请尝试保持视野清晰、稳定。

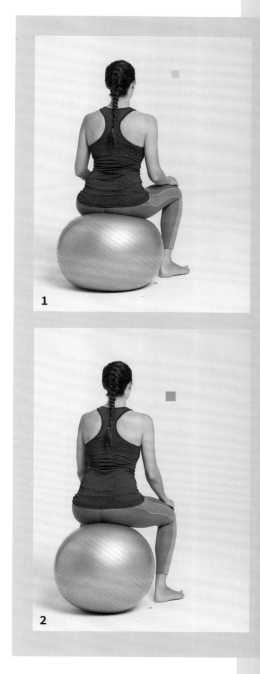

1. 坐在体操球的中心部位。脊柱自然、放松地挺直和伸展。尽量放松身体。平静、均匀地呼吸。将双脚分开，其距离应可以保持身体稳定。注视前方选定的视觉目标，视觉目标应大约与视线齐平，并且足够清晰。

2. 在体操球上上下摆动身体30~60秒。注意确保在练习过程中能够清楚地看到视觉目标，同时保证脊柱的伸展和挺直。如有必要，可相应调整上下摆动的速度和对体操球施加的压力。

提示：你可以采取更多方式来进行本练习，包括在不同的方向上用不同的速度练习，比如更快地向上、更有控制地向下，或者更快地向下、更有控制地向上，这样能让练习更加多样化。

▶ 变式3：改变身体和头部姿势的上下摆动体操球练习

所需工具：体操球。

你可以通过改变基本姿势，如向左、右转动或向侧面、前后倾斜头部和/或身体，来为前庭系统创造全新的环境。这种进阶版的前庭系统训练可以更好地提升岛叶的活跃度，以及进一步优化大脑对内在体感信息的加工。以下姿势都可以与上下摆动身体的动作相结合。

1. 向右侧身。
2. 向左侧身。
3. 后仰身体。
4. 前倾身体。
5. 向右转头。
6. 向左转头。

你也可以将以上动作两两结合，比如在向右侧身的同时向左转头。如果你想让练习更加具有挑战性，可以在上下摆动的过程中改变基础姿势。

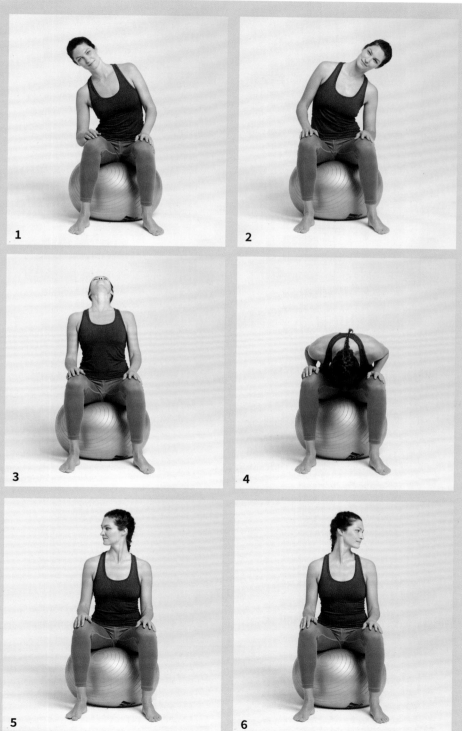

前庭系统训练的分类			
练习	积极	中性	暂时搁置
前庭系统训练的七个基本练习			
摇头练习			
变式1：闭眼摇头练习			
变式2：固定视觉目标的摇头练习			
点头练习			
变式1：闭眼点头练习			
变式2：固定视觉目标的点头练习			
侧头练习			
抑制前庭眼反射（VOR-C）			
VOR-C全身旋转练习			
全方位经典的VOR-C练习			
体操球上的进阶版前庭系统练习			
上下摆动体操球练习			
变式1：闭眼上下摆动体操球练习			

（续表）

前庭系统训练的分类			
练习	积极	中性	暂时搁置
变式2：固定视觉目标的上下摆动体操球练习			
变式3：改变身体和头部姿势的上下摆动体操球练习			

前庭系统训练指南

与额叶训练相似，前庭系统训练也可以为所有身体活动和中枢神经活动建立重要基础。此外，前庭系统是向岛叶传递信息的最大的系统之一，因此前庭系统训练是本书介绍的能改善内在体感的最重要的手段之一。

将前庭系统训练作为主要训练内容

前庭系统训练可以在最开始作为独立的训练进行3～6周，每天练习15～20分钟，以提升该系统的基本功能，同时提升岛叶的活跃度和功能。训练前庭系统能有效激活岛叶的后部和中部，并帮助你更有效、更持续地整合有关内在体感的其他部分，从而打造更好的基础条件。

你可以按照任意的顺序来完成这些前庭系统训练，但本书推荐你在最开始按照本书的指导搭建好这个重要体系的基本框架。最合适的三个基本练习是摇头练习、点头练习以及侧头练习。你可以根据自身情况调整练习强度，以获得积极的评估效果。这几个简单的基本动作能够在最开始充分且全面地激活前庭器官。请每天练习15～20分钟，并最好将其划分成2～3个单元分开练习。

当你已经达到高级阶段，或者前庭系统训练对你来说已经没有难度了，你可以试着将针对前庭系统不同部分的练习结合起来。在这个阶段，你可以进行本章中介绍的所有练习。前庭系统训练的重要目标之一就是让大脑和身体能够在各个层面上无压力地控制复杂的活动。因为前庭系统的所有部分都负责传输重要的信息，所以你应该反复尝试训练该系统的所有方面，并将针对各个部分的练习都纳入你的训练计划。

你可以将这些练习划分为一个个小模块，某几天针对某个特定方面进行训练，接下来几天针对另一个方面进行训练。你也可以选择1~2个舌部训练或者屏息训练来给前庭系统训练"热身"，这些练习你会在之后了解到。你只需做1~2次，它们最多占用1~2分钟时间。

将前庭系统训练作为内在体感训练的一部分

前庭系统训练也可以作为内在体感训练的基础部分。你可以选择那些评估结果为"积极"的前庭系统训练，每天分3~4次进行训练，每次1~2分钟。

将前庭系统训练作为准备练习

因为前庭系统不仅支持所有与运动控制相关的重要系统，还支持中枢神经系统的功能，同时能够激活岛叶的后部和中部，所以它也可以作为其他训练的准备练习。你可以选择1~2个评估结果为"积极"的前庭系统训练，将其作为开始其他方面的训练（如呼吸训练）之前的热身。

前庭系统训练推荐		
应用方式	练习时长与方法	效果
作为主要训练内容	• 选择评估结果为"积极"或者"中性"的练习 • 从基本练习开始 • 每天15~20分钟 • 划分为2~3个单元 • 持续3~6周	• 激活岛叶后部和中部 • 改善以下方面： 　· 慢性疼痛 　· 内在体感能力 　· 整体健康状况和身体功能 　· 消化问题 　· 情绪管理
作为内在体感训练的一部分	• 选择评估结果为"积极"的练习 • 每次1~2分钟 • 每天3~4次	
作为其他训练的准备练习	• 选择1~2个评估结果为"积极"的练习 • 每次20~90秒 • 在其他训练开始前	• 提升信息整合能力和整体训练效果

利用嗅觉和味觉提高整合能力

　　如第一章所述，感官信息从岛叶后部经过中部到达前部，这意味着这一重要脑区的激活模式是由后至前的。在岛叶后部，感官信息被接收、加工；在岛叶中部，这些信息被整合；最后在岛叶前部，这些信息被加入认知、社会和情感成分。

　　岛叶中部的主要任务是整合感官信息，仔细观察一下这个部位就会发现，它有一个特别的核心（神经中枢）负责感知气味、味道及二者的强度。这意味着，你可以通过有意识地感知气味和味道来训练这个信息整合区。此外，嗅觉和味觉感知很适合作为整体内在体感训练的准备练习。了解了这些背景知识后，你就可以开始进行嗅觉和味觉训练了。通过训练，一方面可以让嗅觉和味觉进入更好的状态，另一方面可以激活岛叶中部，提高感官信息的整合能力，从而提升整体的训练效果。

通过感官刺激减肥

　　食欲和进食行为与多种感官信息相关。大脑常会通过"吃"来弥补其他重要的感官信息的不足。手上食物的气味、口中食物的味道和口感对大脑来说都是重要的刺激。如果在日常生活中你的食欲总是得不到满足，很可能就是缺少这方面的刺激。只要获得足够的刺激，无论饥饿程度如何，你都可以获得"饱腹"的感觉。因此，如果你想减肥，进行感官刺激练习是不错的选择。

　　除了进行对舌头的感官刺激练习之外，你还应该在每餐前进行一个简单的嗅觉和味觉训练。这将为你的大脑提供足够的感官刺激，保证你不会摄入太多的热量。一段时间之后，食欲和进食行为将逐渐正常化。

嗅觉的意义

　　很多重要的决定都是人依靠嗅觉做出的，但遗憾的是，很多人并不重视嗅觉。我们可以通过气味分辨一个东西是危险的还是有益的、令人舒适的还是令人不悦的。此外，嗅觉参与了选择伴侣的过程，帮助我们判断谁令我们感到愉快且被我们认同。嗅觉和味觉、进食行为以及记忆和情感都存在紧密的联系。

气味信息被嗅觉感受器接收后，会通过嗅神经（第一对脑神经）直接传输到大脑。这些信息主要在岛叶中部得到处理和整合，这个过程对气味强度的判断起着至关重要的作用。

▶ 辨别气味练习

所需工具：装着不同芳香精油的气味瓶。

在嗅觉训练的初始阶段，本书建议你尽量多选择一些气味。实践表明，用芳香精油训练有不错的效果。在初始阶段，先选取一些你能轻易分辨的气味，如泥土味、花香味、木香味、甜味和苦味。在你已经能准确辨别这些气味后，可以尝试在同一类别的气味中做进一步的细分。例如，尝试区分不同柑橘类水果的气味或不同针叶树的气味，如冷杉和杜松的气味。在气味选择上需要有创造性和多样性，训练时保持快乐和开放的心态。大脑喜欢新的刺激！

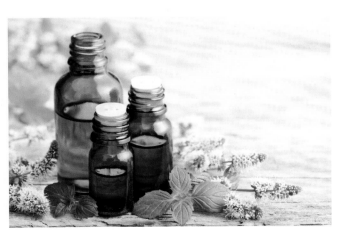

▶ 在最开始请选择容易辨别的气味，如柠檬、松树和薄荷的气味

1. 准备一些装有不同味道的芳香精油的气味瓶。保持站姿或坐姿，脊柱自然、放松地挺直和伸展。尽量放松身体。平静、均匀地呼吸，你也可以闭上双眼。用左手示指按住左侧鼻孔，将气味瓶凑近右侧鼻孔。轻轻地吸气，让气味进入右侧的鼻腔。你觉得这个气味的浓度如何？能辨别出这是什么气味吗？4~5秒后将气味瓶从鼻子下方移开。重复以上动作2~4次。

2. 换另一边，用右手示指按住右侧鼻孔，用左侧鼻孔完成步骤1中的练习。哪一侧对味道的辨别更敏锐？接下来，换一种气味，再次进行练习，先右边，再左边。在每天的嗅觉训练中至多可以采用3种不同的气味。哪些气味是你不容易闻到的或者辨别不出的？针对这样的气味，你要多进行练习。

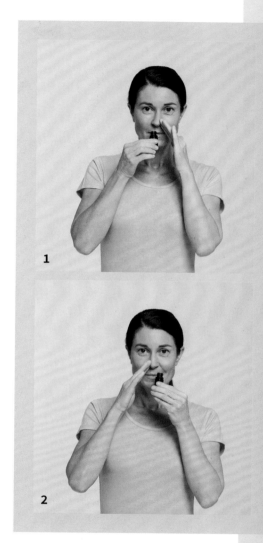

合理练习

当你尤其反感某种气味时，请将其移出练习！在开始练习时，请选择让你感到舒适或者至少不讨厌的气味。

85

味觉的意义

岛叶也深度参与味觉信息的处理和整合。味觉信息会在岛叶中部的一个特殊核心得到处理和整合。如前文所述，这是岛叶中部负责整合所有感官信息的部位。为减少整合缺陷，优化信息整合过程，你可以有针对性地进行味觉训练。

▶ **辨别味道练习**

所需工具：甜味、咸味、酸味、苦味的溶液和一根滴管。

你可以有针对性地进行味觉训练。和嗅觉训练一样，味觉训练也要检测舌头左右两侧对味道强度的感知和区分味道的能力是否存在差异。

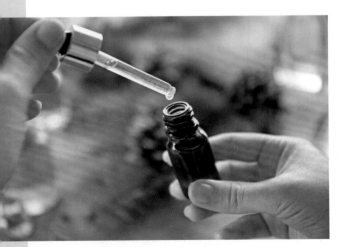

▶ 用滴管将溶液滴在舌头上

1. 从甜味、酸味、苦味和咸味四种味道的溶液中选取一种。保持站姿或坐姿，脊柱自然、放松地挺直和伸展。脸部、下颌和舌头放松，平静、均匀地呼吸。用滴管将溶液滴在舌头右侧，并感受其味道。只需将溶液滴在舌头的一侧，让它沿着舌头流动即可。你能否清晰、敏锐地辨别出你所选择的这个味道？

2. 将同一种溶液滴在舌头左侧，感受它的味道，并将感觉的清晰和敏锐程度和右侧的进行比较。接着，选取另一种味道的溶液，重复上述操作进行练习。先测试舌头右侧，再测试左侧，就能接连测试出舌头两侧的情况，并且确定哪一侧或者哪部分味蕾需要着重训练。

1

2

提示： 你也可以选择一些容易辨别味道的食物，如糖果或其他可以放在舌头上并能够在舌头上滚动的食物进行练习。本练习能测试你对味道的辨别能力以及对其强度的感知能力，先测试右侧，再测试左侧，给自己一个发现并弥补感觉缺陷的机会。

辨别气味和味道训练的分类			
练习	积极	中性	暂时搁置
辨别气味练习			
辨别味道练习			

嗅觉和味觉训练指南

你可以将嗅觉和味觉训练作为内在体感训练的一部分，以全面提高感知能力。由于岛叶中部也与杏仁核（负责管理情绪记忆）相互交流，因此训练这两种感觉对你的情绪调节有非常积极的作用。这两种训练还能缓解消化问题及饮食问题。你只需要将对气味、味道的感知和嗅觉、味觉训练融入你的日常生活中，每天3~5次，每次2~3分钟，无须花费太多时间。

因为嗅觉和味觉训练都能激活岛叶中部，并改善岛叶的整体整合能力，所以有效利用这两种训练的方式之一是将它们作为其他训练的准备练习。在进行主要训练前，可以花1~2分钟刺激嗅觉以及味觉。

另一种方法是在日常生活中多进行嗅觉和味觉的练习。在每次就餐时，花1分钟时间专注辨别这些食物的气味和味道，这样你就能在很大程度上改善内在体感。

嗅觉和味觉训练推荐		
应用方式	练习时长与方法	效果
作为内在体感训练的一部分	• 选择1~2个评估结果为"积极"的练习 • 每天3~5次 • 每次2~3分钟	• 激活岛叶中部 • 改善以下方面： 　• 消化问题 　• 情绪管理 　• 饮食行为和食欲
作为其他训练的准备练习	• 选择1~2个评估结果为"积极"的练习 • 每次1~2分钟 • 在其他训练开始前	• 激活岛叶中部 • 改善感官信息的整合能力，提升整体训练效果
融入日常生活	每次就餐时花1分钟专注辨别食物的气味和味道	• 促进合理饮食 • 食欲正常化

为迷走神经"热身"

　　所有接收、传输信息以及脑内处理信息的地方，都存在丢失信息的风险。本书介绍的内在体感训练很大一部分针对的是不同的感觉系统及相关感受器，目的是改善接收来自外界和身体的信息的功能，激活大脑相关区域并提升其功能。除了神经本身的质量外，外界的干扰也是我们需要考虑的。

正如第一章所介绍的，迷走神经是副交感神经系统中最重要的神经，也是人体内最长的神经。它经过许多关节和组织结构，还通过膈肌，并支配着许多内脏器官，分布非常广泛。这一特性导致它传输信息的过程容易被中断或它本身容易受到压迫，从而使它不能运送充足的信息到相关区域，或者不能从相关区域接收并传输充足的信息。因此，训练开始前的一个基本要求是确保这条重要的神经在体内的路径通畅无阻，并能顺利地传输信息。

为了提高迷走神经的质量，减少可能存在的粘连、压迫和阻断，本书接下来会介绍一些能够活动并轻微拉伸该神经的方法。不可忽视的外界干扰之一就是颈椎的活动度差，尤其是上颈椎活动不足，会很快对迷走神经产生负面影响。

颈椎的活动度

如果观察一下迷走神经的走向，你会发现，它是从颅骨的一个小孔中穿出的。这个小孔是位于头骨下方、颈椎上方的一个小开口，很容易受到阻塞，因此颈椎第一个节段的关节活动度尤为重要。另外，支配膈肌运动和呼吸的膈神经主要位于颈椎的第三节段到第五节段。因此，这个部位也应该保持良好的活动度，为脑神经支配膈肌运动和呼吸创造良好的条件。

颈椎的活动度也对视觉系统和前庭系统有着多种积极影响，颈椎能够帮助信息更好地从颈椎传输到前庭系统核心，同时优化前庭系统反射能力和眼部控制能力。以下两种练习专门用以改善颈椎的活动度和延伸性。

▶ 后移颈椎练习

后移颈椎练习是最重要的练习，这项练习对迷走神经的功能和内在体感的条件的改善效果是最明显的。在有一个外在参照物的情况下，往往更容易学习一个新动作，因此你可以参照下图学习如何通过手指来进行正确定位。

1. 保持舒适的站姿或坐姿，脊柱自然、放松地挺直和伸展。平静、均匀地呼吸。

2. 低头，鼻子和下颌放松地下移3~4厘米。

3. 将手指放至颈椎中部，确保你的指尖能够感觉到椎体的小突起。为了进一步促进颈椎的活动，你可以用指尖摩擦颈椎几秒钟。

4. 头部和颈椎抵住指尖，向后移动，与指尖形成对抗，直至挤出明显的双下巴。接着，头颈回到初始位置。整个过程请保持放松。注意，头部要一直微微低下。连续做这个动作4~6次，重复这个练习2~3次。

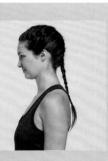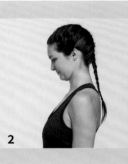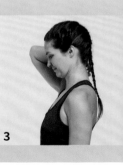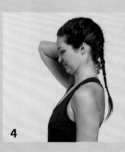

▶ 轻微伸展颈椎练习

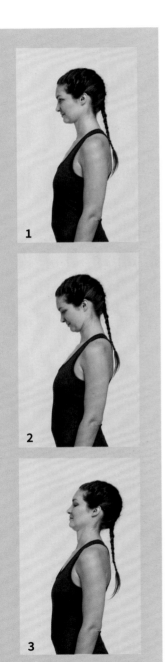

这个练习能够让颈椎得到更好的伸展，从而降低迷走神经或膈神经因外力（如压迫）受损的风险。和后移颈椎练习一样，这个练习也对视觉系统和前庭系统有着积极影响。

1. 保持舒适的站姿或坐姿，脊柱自然、放松地挺直和伸展。平静、均匀地呼吸。
2. 低头，鼻子和下颌放松地向下移动3～4厘米。
3. 将颈椎稍向后伸展，脊柱保持伸直。注意，动作的发起者是颈椎，请不要抬头，始终保持头部微微低下；此外，确保颈椎均匀地伸展。你可能需要尝试几次后，才能做出标准的动作，请多一些耐心。连续做这个动作4～6次，重复这个练习2～3次。

提示：可以将这个练习和前一个练习结合起来——在完成第一个练习，即头颈回到初始位置之后，顺畅地直接进入第二个练习。

活动颈椎训练的分类			
练习	积极	中性	暂时搁置
后移颈椎练习			
轻微伸展颈椎练习			

活动颈椎训练指南

活动颈椎训练应当根据每个人的不同需求,每天分3~5次进行,每次2~3分钟。一般来说,可以把活动颈椎练习直接加在训练前,也可以作为放松练习在睡前进行,或者可以在电脑前工作之后进行以缓解不适。注意动作的幅度和速度是要让你感到舒适且能获得积极评估结果的。对于呼吸训练、前庭系统训练和迷走神经激活训练来说,活动颈椎的这两个练习也尤为重要。请在进行以上三个训练前花上1~3分钟时间活动一下颈椎,为你的训练热身。

活动颈椎的训练推荐		
应用方式	练习时长与方法	效果
作为快速激活练习	• 选择评估结果为"积极"或"中性"的练习 • 每次2~3分钟 • 每天3~5次 • 融入日常生活: 　• 久坐或者长时间在电脑前工作后 　• 每天睡前	• 改善迷走神经和肺部神经的功能 • 改善前庭系统和视觉系统的基础条件
作为其他训练的准备练习	• 选择1~2个评估为积极的练习 • 每次1~3分钟 • 在其他练习开始前	• 作为以下训练的准备练习: 　• 前庭系统训练 　• 呼吸训练 　• 迷走神经激活训练

激活迷走神经

迷走神经激活训练是在训练前优化神经滑行性能（神经在正常轨迹上和张力范围内进行滑动的能力）的一种简单方式。该训练会让迷走神经更容易在周围组织上滑动，提高神经组织的活动度，避免神经组织卡压或粘连，从而促使信息顺畅无阻的传输。迷走神经是成对分布的，也就是说，其存在于身体左右两侧。以下练习讲解以活动右侧身体为例。

▶ 迷走神经激活练习

1. 请保持站立姿势，双脚分开，与髋同宽。脊柱自然、放松地挺直和伸展。平静、均匀地呼吸。手掌抬起与手臂成90°夹角，指尖向前。

2. 肘部转动，带动手臂外旋，指尖指向侧面。

3. 从侧面将手臂举过头顶。

4. 手臂从肩关节处尽力向外、向上伸展使肩胛骨抬起。

5. 微微向左倾斜上肢，直至右侧身体出现拉伸感。

6. 在右侧身体出现拉伸感时，进行4~6个深呼吸，以加大右侧肋骨向前、向外、向后的扩展。注意，在深呼吸时保持姿势准确，即持续感觉到身体的拉伸。为了更好地感受这个拉伸姿势，可以连续重复该动作2~3次。接着换另一边，重复上述练习。

提示：如果你很难通过深呼吸让肋骨扩展，我建议你将第123页的三维呼吸练习作为热身练习。

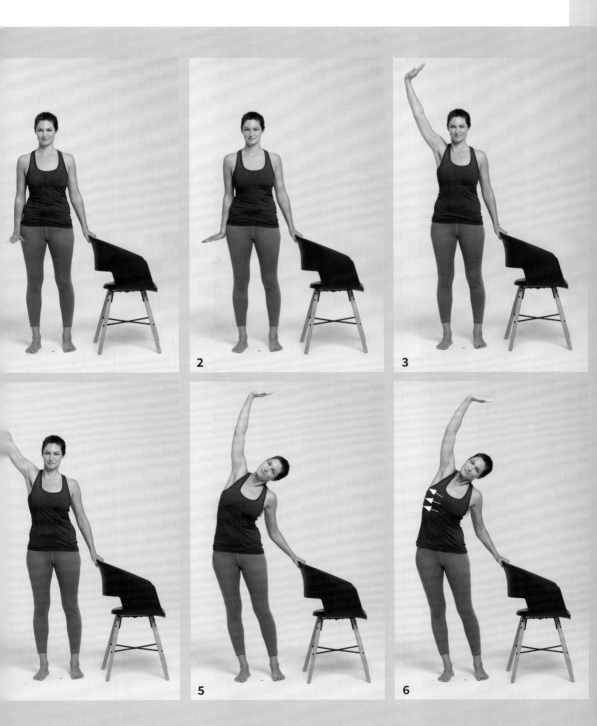

▶ **变式1：手臂伸展活动练习**

在激活右侧迷走神经时，你也可以在拉伸身体时通过活动右臂来拉伸迷走神经。你可以先向上、向外伸展右臂，再轻轻收回，接着再伸展，再收回。重复这个动作4～6次，接着通过活动来拉伸迷走神经。

▶ **变式2：脊椎伸展活动练习**

伸展和激活迷走神经的另一个方法则是侧弯颈椎和胸椎。你需要在拉伸身体时来回侧弯头部和颈椎或者胸椎3～5次。

提示：迷走神经是可以通过活动其所经过的关节来伸展的，只是需要一些练习与耐心。请你先掌握基本练习，并尝试通过呼吸来扩展胸腔，以激活迷走神经。这个基本练习在实践中被证明是有效的。

迷走神经激活训练的分类			
练习	积极	中性	暂时搁置
迷走神经激活练习			
变式1：手臂伸展活动练习			
变式2：脊椎伸展活动练习			

迷走神经激活训练指南

在开始不同的训练环节之前，最好能先拉伸迷走神经1～3次来激活它，尤其是在进行呼吸训练、压力按摩以及冷热感知训练前。因为迷走神经会将这些训练的相关信息传递给岛叶。激活迷走神经也是在紧张的日常生活中改善自己状态的好方法。为此，你可以在一天内分2～3个单元做1～2次评估结果为"积极"的变式练习。

迷走神经激活训练推荐		
应用方式	**练习时长与方法**	**效果**
作为快速的激活练习	• 选择一个评估结果为"积极"的变式 • 每次1～2遍 • 每天2～3次	• 激活岛叶后部 • 改善以下方面： 　• 压力 　• 消化问题 　• 炎症 　• 内在体感整体功能
作为其他训练的准备练习	• 选择一个评估结果为"积极"的变式 • 每次1～3遍 • 在其他训练开始前	• 尤其适合作为以下训练的准备练习： 　• 呼吸训练 　• 压力按摩 　• 冷热感知

通过刺激耳部皮肤激活迷走神经

另一个能够激活迷走神经的方法是，通过振动外耳内侧的皮肤这个受其支配的区域直接刺激迷走神经。

这种机械性刺激对迷走神经以及所有与其相关联的系统的整体活跃度具有明显的影响。同时对呼吸训练和盆底训练来说，这也是非常好的热身练习。本书推荐使用Z-Vibe（一种带有塑料附件的小棒，可以产生振动）进行练习，它的大小和产生振动的频率都很适合用来刺激这个敏感的区域。

你也可以使用电动牙刷，其手柄产生的振动也可以达到预期的效果。请注意，使用时需要格外小心，要将手柄放在外耳内侧，而不是耳道内。

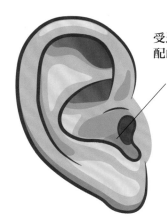

受迷走神经支配的皮肤区域

▶ 一部分外耳皮肤是受迷走神经支配的，可以利用这部分皮肤来激活它

▶ **振动耳部练习**

所需工具：Z-Vibe或电动牙刷。

保持舒适的站姿或坐姿，脊柱自然、放松地挺直和伸展。平静、均匀地呼吸。拿起Z-Vibe，将其置于右耳的外耳内侧（准确位置可参考本页上方的图示），打开开关振动20～30秒。接着换为左耳，在同样的部位振动20～30秒。你可以连续做这个练习2～3次。练习时，注意分别检查两边的效果如何，如果某一侧的效果更好，建议你更多利用这一侧进行练习。

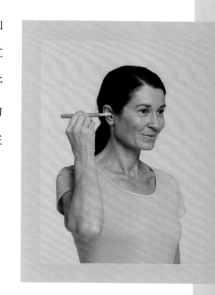

激活耳部迷走神经训练的分类			
练习	积极	中性	暂时搁置
振动耳部练习			

激活耳部迷走神经训练指南

你可以将这种密集且高效的刺激训练纳入日常生活，每天练习2～4分钟，也可以将其与其他运动训练结合起来。将1～2分钟的振动耳部作为运动训练的热身练习是一个不错的选择。在你觉得有益的情况下，你也可以选择在做本书中的其他训练，如呼吸训练、舌部训练或者盆底训练前，通过1～3分钟的振动耳部练习来刺激迷走神经。当然，你要通过评估找到合适的练习强度。

迷走神经激活训练推荐		
应用方式	练习时长与方法	效果

作为内在体感训练的一部分	• 当振动耳部练习评估结果为"积极"时
	• 每天2~4分钟
	• 划分成若干个小单元
		• 激活岛叶后部
		• 改善以下方面：
		  • 消化问题
		  • 炎症
		  • 压力
		  • 内在体感能力
		  • 整体健康状况和身体功能

作为其他训练的准备练习	• 当振动耳部练习评估结果为"积极"时
	• 每天1~3分钟
	• 在其他训练开始前
		• 尤其适合作为以下训练的准备练习：
		  • 呼吸训练
		  • 盆底训练
		  • 前庭系统训练

身体两侧的同步协调

进行特定的动作，如呼吸、吞咽、说话、哼唱以及盆底运动时，需要身体两侧协同工作，动作才能顺利进行。额叶中有一个特定脑区，即辅助运动区，它负责身体两侧动作的准备与协调。这个区域对协调呼吸以及舌头和吞咽动作来说尤为重要。此外，辅助运动区在额叶两侧都有分布，深度参与稳定躯干的工作，为身体两侧的协调提供了良好的基础。

▶ **振动牙齿练习**

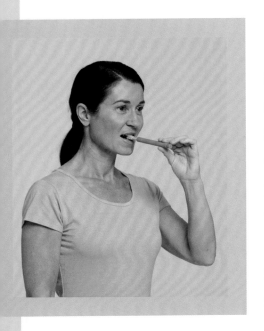

所需工具：Z-Vibe或电动牙刷。

激活辅助运动区最快速最有效的方法之一就是振动门牙。在刺激耳部迷走神经的练习（振动耳部练习）中，你已经知道了Z-Vibe，它其实是语言治疗的一种辅助工具，专为儿童设计，用于口腔内部。电动牙刷或者其他类似的工具可以作为它的替代品。但是Z-Vibe因其表面材质、大小和振动频率，尤其适合本练习。

保持舒适的坐姿或者站姿，脊柱自然、放松地挺直和伸展。平静、均匀地呼吸。打开Z-Vibe（或电动牙刷），并将其放在上下门牙之间。轻轻闭合牙齿，让牙齿感受到振动，持续大概20秒。

提示：如果你的门牙带有牙套或有填充物，或者你觉得这种振动让你不舒服，你可以试着通过减少Z-Vibe和牙齿之间的直接接触来降低振动强度。你可以将嘴唇放在牙齿和Z-Vibe之间，可以用一块薄布包住Z-Vibe，也可以把Z-Vibe放在门牙旁边的牙齿上。

双手协调

复杂的手部协调运动最适合改善神经对躯干的协调和控制。在协调手部动作时，大脑需要保持躯干的最大稳定性。一旦你开始进行这些身体两侧的复杂活动时，你就在激活负责稳定和协调躯干的辅助运动区。因此，通过协调双手来激活该脑区是一个有效的手段，能够为舌部训练、呼吸训练以及盆底训练做热身并降低这些训练的难度。

接下来介绍几个非常有效的练习，它们能对辅助运动区以及后续训练迅速产生显著效果。双手协调练习可以和振动牙齿练习很好地结合起来。

▶ 双手交替张握练习

1. 双脚分开，与髋同宽。脊柱自然、放松地挺直和伸展。平静、均匀地呼吸。目视前方。前臂向上抬起，和地面平行。右手张开，左手握拳。

2. 双手轮流张开和握拳。刚开始时，请你慢慢地做这个练习，随着控制力和技巧的提升，你可以逐渐加速。练习目标是尽可能快地完成手部动作的变化。持续练习20～30秒。

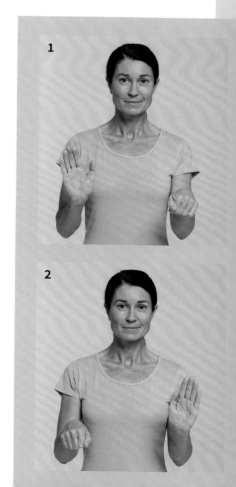

▶ 旋转双手手腕练习

刺激辅助运动区的另一个方法就是双手做相同或相反的复杂动作。接下来，本节会介绍双手手腕同时转动的练习。你可以不按以下讲解在空中画圈，而是写你的名字或者某个字母，或者画一个躺着的8字。不需要限制你的想象力，只要你的双手进行相同或相反的动作即可。

1～4. 双脚分开，与髋同宽。脊柱自然、放松地挺直和伸展。平静、均匀地呼吸。前臂向上抬起，和地面平行。右手顺时针、左手逆时针画圈5～6次。注意双手画圈的大小和速度保持一致。接着换方向，右手逆时针，左手顺时针画圈。

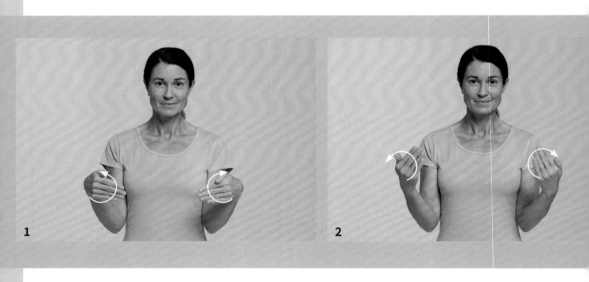

1　　　　　　　　　　　　　　2

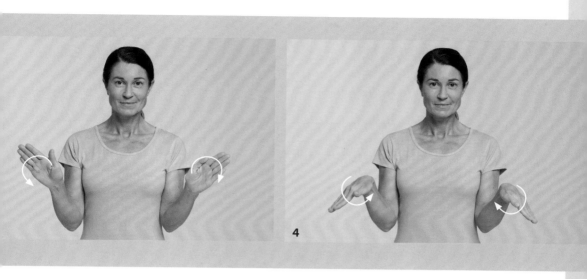

▶ **变式1：双手同步旋转练习**

　　你可以双手同步顺时针或逆时针画圈。注意，双手画圈的速度和大小相同。

▶ **变式2：写名字/画画练习**

　　你也可以将你的名字、完整的句子或者图案作为双手同步或反向动作的模板。请尽可能地在这个练习中发挥自己的创造力。例如，你可以试着让双手朝反方向移动，一只手从左往右写名字，另一只手从右往左写名字；或一只手从前往后写名字，另一只手从后往前写名字。持续练习20～30秒，连续重复2～3次。

激活辅助运动区（同步激活身体两侧）训练的分类			
练习	积极	中性	暂时搁置
振动牙齿练习			
双手交替张握练习			
旋转双手手腕练习			
变式1：双手同步旋转练习			
变式2：写名字/画画练习			

激活辅助运动区训练指南

　　激活辅助运动区的练习和激活耳部迷走神经的练习一样，很适合作为呼吸训练、舌部训练以及盆底训练的准备练习。你只需要选取1~2个评估结果为"积极"的练习，在开始其他训练前进行30~120秒的练习即可。复杂的手部运动练习（双手交替张握练习或旋转双手手腕练习）和振动牙齿练习是本书推荐的相当有效的一个练习组合。请在评估中进行检验，怎样的练习组合对你来说是效果最好的。

激活辅助运动区训练推荐		
应用方式	练习时长与方法	效果

作为其他练习的准备练习	• 选择1～2个评估结果为"积极"的练习
	• 每天各30～120秒
	• 在其他训练开始前
	• 请将振动牙齿练习和复杂的手部运动练习（双手交替张握练习或旋转双手手腕练习）结合起来以达到最大效果
		• 激活岛叶后部
		• 提升整体训练效果
		• 改善以下方面：
		  • 慢性疼痛
		  • 疼痛症状，尤其是躯干的疼痛症状
		  • 盆底问题
		• 尤其适合作为以下训练的准备练习：
		  • 呼吸训练
		  • 盆底训练
		  • 前庭系统训练

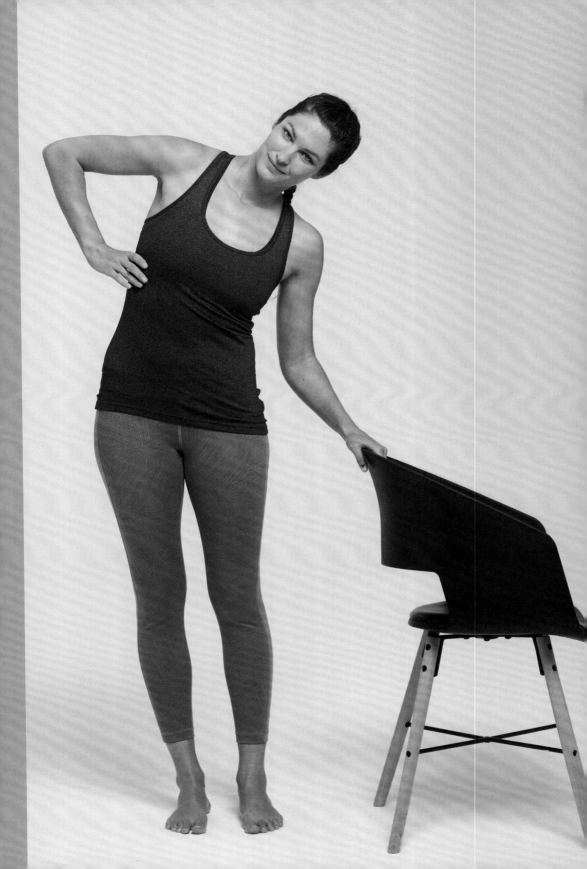

第四章

呼吸与盆底

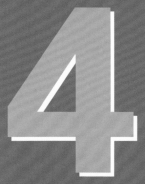

没有呼吸就没有生命

过去几千年里，众多文化都认可了呼吸对健康的决定性作用。呼吸在瑜伽、普拉提，以及冥想中占据了核心地位。在德国有一句俗话"呼吸就是生命"，它充分说明了呼吸的重要性。呼吸对大脑和中枢神经系统也非常重要。例如，根据生理学知识可知，大脑需要两样东西来保持活力：葡萄糖和氧气。如果其中之一的供应不充分，大脑和身体的健康以及正常运转都会受到严重的影响。大脑、中枢神经系统以及身体的健康和功能也反过来反应在呼吸的调节上。

压力对呼吸的影响

从神经学角度来说，脑干负责启动、协调和控制呼吸。脑干中有专门的神经中枢负责调节呼吸节律、发起吸气、延长呼气等。通过进行有针对性的呼吸训练，能够提高脑干（脑桥、延髓和中脑）的神经元的活跃度，这对整体健康也有积极影响。

呼吸是自主调节的，通常是无意识的。因此，它受到交感神经系统和副交感神经系统的强烈影响。如果自主神经系统的这两个重要组成部分间的平衡被打破，身体就会出现负面反应以及压力症状。例如，当人有压力时呼吸会变得浅而急促，这会改变血氧含量和血液的pH值，造成氧合能力下降。简而言之，人的整体健康都会受到影响。

呼吸激活迷走神经，恢复生化平衡

幸运的是，不仅迷走神经影响着呼吸，呼吸也影响着迷走神经，我们可以通过呼吸训练在身体、生理学和神经元层面上抵消上述的负面影响。人每天呼吸18 000 ~ 20 000次，从而形成了特定的活动模式，这些模式深深地扎根于大脑中，通常是自主地、无意识地运行。为了创造积极和持久的变化，应该拿出更多的时间进行呼吸训练，每天至少20分钟。

呼吸和内在体感之间存在密切的联系。首先，呼吸过程是一个发生在身体内部的过程，可以影响和调节许多其他过程和功能。呼吸会使胸部和腹部移动，因此每次呼吸都会激活和调动迷走神经。良好的呼吸技巧可以轻柔地按摩腹部的器官，从而刺激淋巴的流动。上述情况产生的所有信息都会被送到岛叶。呼吸还能启动和调节许多代谢过程，如调节血压。

其次，呼吸会导致血液中的气体成分不断变化，相关信息是在岛叶后部进行评估的。不管是对于调整血液的pH值、血液中氧气和二氧化碳的含量，还是对于乳酸的降解，呼吸都有核心的意义，它是使身体恢复生化平衡最重要的工具之一。此外，口、鼻、喉都参与呼吸过程，并可以被呼吸训练激活。对于内在体感而言，这些部位都很重要。针对相关部分，本书会用一个单独的章节来讨论。理想的呼吸当然是实现良好内在体感最重要的方面之一，也是减轻压力和健康生活的基础。

通过针对性呼吸训练缓解不适、疼痛以及情绪管理

要想实现理想的呼吸，需要关注以下三个方面。

1. 改善呼吸肌：呼吸训练的第一部分是改善呼吸功能，特别针对执行呼吸运动的肌肉。训练包含以下几个方面。

　　①改善膈肌的活动度。

　　②优化胸部活动。

　　③增强呼吸肌的肌力。

2. 延长呼气：这一部分将介绍一些简单的技巧，让你在原有基础上延长呼气。

3. 进行屏息训练：这一部分将介绍屏息训练，这是缓解压力造成的呼吸障碍以及其他各种生理问题的有效手段。

　　呼吸训练的三个方面能够对岛叶的整体功能和活动产生较大的影响。例如，岛叶后部的活跃度可以通过呼吸产生的机械运动而受到积极影响，而岛叶后部与身体表现密切相关。再如，改善呼吸肌的呼吸训练可以缓解盆底问题以及消化问题，并且为接下来其他的呼吸训练打好基础。除了影响岛叶后部，延长呼气训练还能通过集中和提升注意力对岛叶前部产生影响，大大缓解疼痛以及优化情绪管理。这些都可以为接下来的屏息训练做准备。屏息训练能够将岛叶的三个部分全部激活，尤其可以提高岛叶中部的整合能力。屏息训练非常适合提升整体内在体感能力和情绪管理能力、缓解焦虑情绪和慢性疼痛。

　　首先，本章将介绍一些呼吸训练的准备练习，使呼吸训练更加容易和有效。如果在呼吸训练中遇到困难，可以随时再做这些准备练习。请务必花1~2分钟的时间让呼吸以及大脑中协调呼吸的区域进行准备和得到改善，此处涉及脑干中的部分区域以及额叶中的辅助运动区，它们共同负责组织呼吸。

　　其次，由于呼吸质量与迷走神经之间存在密切联系，在呼吸训练中搭配迷走神经激活训练也是不错的选择。最简单的方法是刺激牙齿的辅助运动区和刺激耳郭皮肤的迷走神经。要做到这一点，请进行振动牙齿练习和振动耳部练习，每次30～60秒。另外，你可以通过漱口和吞咽来改善这部分大脑区域的功能，详见第五章"舌头与咽喉"。

改善呼吸肌

功能健全的呼吸肌和活动良好的胸腔是轻松、有效地进行呼吸训练的重要基础。呼吸肌的功能和活动度往往因姿势问题、伤病、缺乏运动或压力导致的呼吸问题受到限制，尤其是作为主要呼吸肌的膈肌。这块重要的肌肉附着在肋骨下方，和其周围的筋膜组织一起延伸至胸腔及腰椎。膈肌承担了呼吸运动的大部分工作，肋间肌、躯干肌肉和呼吸辅助肌（在重负荷下）则会提供少量的支撑。膈肌与口腔、咽喉以及盆底的重要区域有着直接的机械和神经联系，这块重要的呼吸肌的功能良好不仅对呼吸本身，还对与之相关的身体系统有着积极的影响。例如，背痛、肩颈部位紧张或盆底问题可能与膈肌的活动度不足有关，可以通过有针对性的呼吸训练来改善。除了能够进行更自由、更轻松和更有效的呼吸之外，呼吸肌的强化还意味着大脑对躯体的感知和控制能力增强。

改善膈肌的活动度

通过观察呼吸的过程，我们会发现：在吸气时，膈肌收缩并向腹部方向下沉，胸腔扩张，肺部为空气留出充足的空间；呼气时，膈肌放松并向胸腔方向上升，空气排出肺部。要想优化膈肌的活动，需要专注呼气过程并将其延长。接下来，本书将介绍拉伸和放松这块肌肉的不同方式。

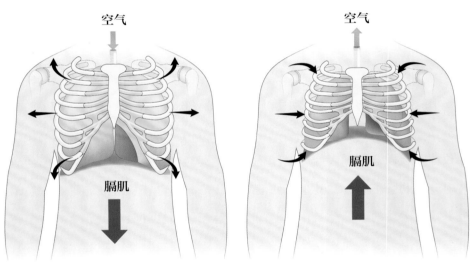

▶ 吸气时，膈肌收缩向腹部方向下沉；呼气时，膈肌放松向胸腔方向上升

放松膈肌的基本练习是膈肌拉伸练习，即通过深长的呼气来拉伸膈肌。做这个练习不需要花费太大力气，保持仰卧位，屈曲膝关节即可。这个姿势是初学者接触拉伸练习的最佳姿势，在掌握这个练习后，你就可以以坐姿或者站姿进行训练。

▶ 膈肌拉伸练习

所需工具：瑜伽垫。

本练习最重要的目标是通过深长的呼气拉伸膈肌。完全控制呼气需要一些时间和练习。

1. 仰卧在垫子上，膝关节屈曲。

2. 调整骨盆位置，使脊柱下端向地面下沉，直至完全贴在瑜伽垫上。

3. 将一只手放在腹部，呼吸3~4次，感受腹部如何随着呼吸向上顶你的手，然后下落。

4. 尽可能深地把鼻子吸入的气体引向腹部，从而感受到手和腹部都向上抬起。

5. 顺畅地、缓慢地将这口气完全呼出去，但要注意控制力度，不要突然泄气。保持咽喉、颈部和下颌放松。集中注意力，让气体从肺部到嘴部自然地呼出，避免强迫呼气。如果你已经将这口气完全呼出，请再稍微呼出一点气。练习过程中，注意保持骨盆和脊柱下端紧贴瑜伽垫。

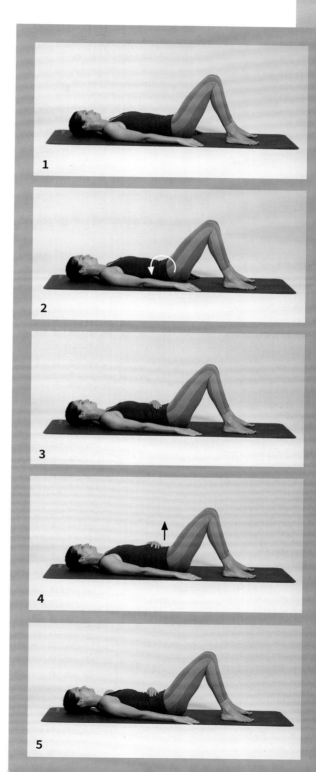

如果练习方式正确，你会感到背部深处向上往肺部方向的拉伸。重复练习3～4次，中间可以稍作休息。

提示：练习初期你可能会咳嗽，这是较为常见的现象，无须多虑，咳嗽在练习过程中会渐渐消失。

▶ 变式1：双手举过头顶的膈肌拉伸练习

所需工具：瑜伽垫。

在这个变式中，你要在吸气时将双手举过头顶，并且在呼气时保持这个动作。当手臂摆在这个位置的时候，膈肌能够得到更好的拉伸。如果肩部活动不便导致手臂无法完全接触地面，你可以先把一个小垫子垫在前臂下面。在练习过程中，你会发现肩关节的灵活性也会逐渐得到改善。

1. 仰卧在垫子上，膝关节屈曲。
2. 调整骨盆位置，使脊柱下端向地面下沉，直至完全贴在瑜伽垫上。
3. 深吸气，尽可能深地把鼻子吸入的气体引向腹部，同时将双臂举过头顶。
4. 喉部、颈部和下颌放松，嘴微微张开。现在，顺畅但克制地呼气，同时喉部、颈部和下颌仍然保持放松，让膈肌保持拉伸状态。如果练习方式正确，你会感受到背部沿着脊柱从下至上的拉伸感。重复练习3～4次，中间可以稍作休息。

提示：不要猛烈地将一大口气突然吸入，同时注意骨盆和脊柱紧贴瑜伽垫。

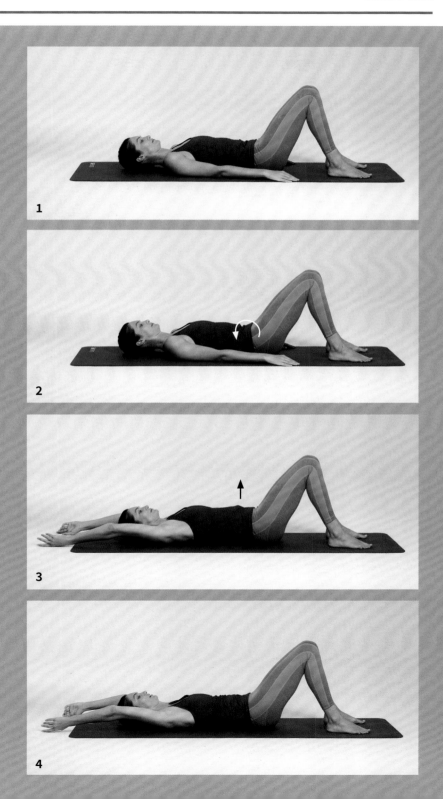

▶ 变式2：配合臀桥的膈肌拉伸练习

所需工具：瑜伽垫。

这个变式加入了臀桥动作，膈肌可以得到更进一步的拉伸。这个练习需要一些协调能力，因此在进行这个练习前，最好先完全掌握基础练习和变式1的练习。

1. 仰卧在垫子上，膝关节屈曲。
2. 调整骨盆位置，使脊柱下端向地面下沉，直至完全贴在瑜伽垫上。
3. 深吸气，尽可能深地把鼻子吸入的气体引向腹部。腹部微微向上拱起，双手举过头顶，同时骨盆和背部离开瑜伽垫，向上抬起。
4. 保持臀桥动作，慢慢地、克制地呼气。喉部、颈部和嘴部都保持放松。
5. 在呼气快要结束的时候，慢慢让臀部和背部落回瑜伽垫上，但骨盆需要轻轻向上抬起。身体下落时，膈肌会进一步得到拉伸。重复练习2～4次。

提示：这个变式需要多次练习才能完全掌握，请保持耐心并定期练习。

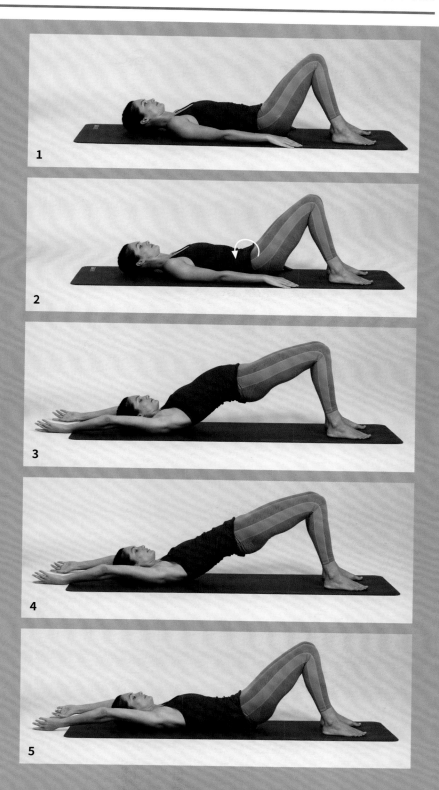

▶ 膈肌按摩练习

所需工具：瑜伽垫。

另一个呼吸训练的有效准备措施是按摩和放松膈肌以及与肋弓相连的筋膜结构。一般来说，人的身体总是一侧更紧张，一侧更放松。更紧张的一侧能够通过按摩膈肌得到有效的放松。这个练习在仰卧姿势下是最容易学会的。在掌握了仰卧位按摩膈肌的方法后，你也可以以站立位或坐位进行练习。

1. 保持仰卧姿势，脊柱自然、放松地伸展，膝关节屈曲。平静、均匀地呼吸。将双手放在两侧肋骨和腹部的交界处。

2. 右手抓住右侧肋弓，左手抓住左侧肋弓，即双手抓住两侧肋骨最下方的部分。

3. 用指尖感受呼吸肌的紧绷。手指稍加大力度，将肋骨向肺部推得更深一些，以便能按摩到最紧绷的部位。注意，手指的动作不应造成疼痛。

4. 进行5～10次深而有力的腹式呼吸。注意，在吸气时手指仍然牢牢按压肋骨。

5. 呼气时手指同样仍然牢牢按压肋骨，但要轻柔地将其向骨盆方向牵拉。注意感受哪一侧更紧张，更紧张的一侧应该多进行按摩和放松。你可以有意识地将呼吸引向这一侧，或者只对这一侧进行按摩。

提示：刚开始练习时，手部力量往往不足以抵抗强壮的呼吸肌带来的阻力。因此，找到双手最佳的发力位置是很有帮助的，这能够让你在吸气时施加必要的反作用力，以及在呼气时将肋骨向骨盆方向牵拉。在找到最佳的发力位置前，你可以检验一下你的握力。随着不断练习，你的握力会逐渐增强，后期基本可以持续练习2～3分钟。

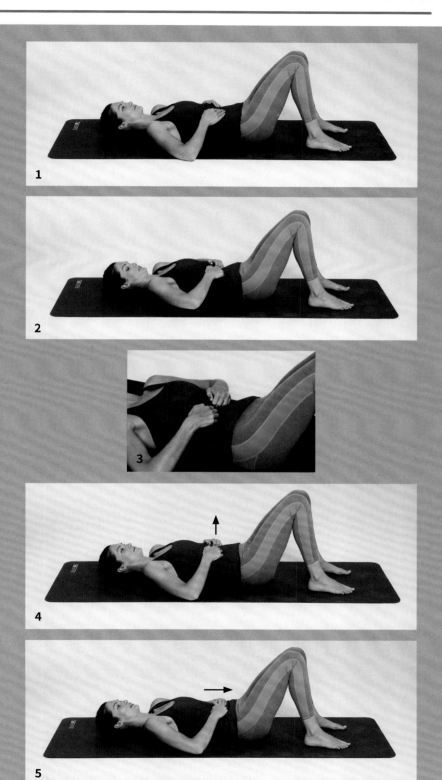

121

适度练习

　　这个练习不应造成过多的紧张和疼痛。注意控制指尖的按压力度以及呼吸的深度，以防产生不适。

改善胸腔的运动

　　除了改善膈肌的功能以外，实现良好呼吸的另一个基础是强化胸廓的三维活动度，以促进肺部的空气流通。在吸气时，胸腔应该能够同时向前、向两侧以及向后扩张。如果胸腔在其中一个方向上没能得到充分扩张，就说明肺部的这一部分未能理想地参与呼吸过程，需要得到改善。接下来，本节会介绍一系列有针对性的改善胸腔运动和促进肺部空气流通的练习。

▶ **三维呼吸练习**

　　三维呼吸是让你感知并改善胸腔运动最简单的方式。这个练习一方面可以引导和控制气流进入肺的各个部分，另一方面可以提高控制胸腔运动的呼吸肌的协调性和力量。此外，该练习旨在通过呼吸提升内在体感能力。

1. 请保持站立姿势，双脚分开，与髋同宽。脊柱自然、放松地挺直和伸展。平静、均匀地呼吸。将双手置于胸腔两侧，拇指在后，其余四指在前。

2. 平静地深呼吸3～4次。用手指感觉胸腔是否向前、向侧面以及向后扩张，并对比一下左右两侧胸腔的状态：有没有哪一部分在呼吸时完全没有运动？如有，那么这一部分就没有完全参与呼吸过程。下一步就是让这一部分重新参与呼吸运动。实践经验表明，胸腔向后的扩张运动一般更容易受限。

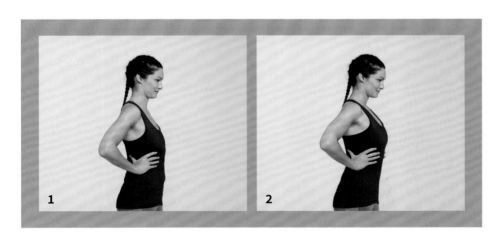

▶ 肋间肌激活练习

如果你在练习中发现一部分胸腔没能很好地参与呼吸过程，那么你应该对这一部分多加注意。通过敲击或拍打那些在三维呼吸练习中没有得到最佳运动的肋骨部位，可以迅速取得令人惊讶的改善。

1. 请保持站立姿势，双脚分开，与髋同宽。脊柱自然、放松地挺直和伸展。平静、均匀地呼吸。将注意力集中在三维呼吸练习中不能充分扩张的胸腔部分。

2. 用手掌拍打该部分2～3次。拍打力度要能让该部分明显感受到，甚至可造成轻微的疼痛，但由此产生的疼痛应当处在身体能接受的范围内。在实施上述的改善措施之后，接着再次进行三维呼吸练习以检查效果。如有必要，重复该练习2～3次。

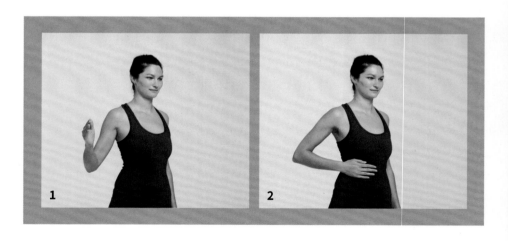

▶ 侧向三维呼吸练习

所需工具：椅子或其他可以提供支撑的物体，如墙壁。

在你掌握了基础的三维呼吸练习后，即可进入下一阶段。侧向三维呼吸练习是感知、训练和改善单侧身体呼吸状况的良好手段。本练习和三维呼吸练习基本相同，但在本练习中，你需要将身体向一侧倾斜，只关注受到拉伸的身体一侧的呼吸运动。

1. 请保持站立姿势，双脚分开，与腰同宽。脊柱自然、放松地挺直和伸展。平静、均匀地呼吸。左手扶好椅背或其他类似的支撑物，向左侧弯身体，呼吸2~3次，这样可以激活右侧的呼吸肌。注意，脊柱要均匀地向左侧伸展。不要过度拉伸，在最开始时只需轻轻侧弯即可。

2. 将右手放在右侧肋骨下部。

3. 在呼吸时，用手感受胸腔向前、向侧面和向后的扩张，持续30~60秒。接着换另一侧重复上述练习，在左手能感知到的情况下呼吸30~60秒。

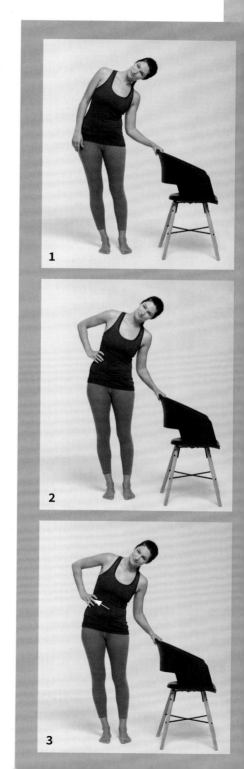

▶ 侧向分段三维呼吸练习

所需工具：椅子或者其他可以提供支撑的物体，如墙壁。

如果你想让呼吸训练更有创造性，效果更加明显，可以进行侧向分段三维呼吸练习。在本练习中，你需要感受三个部分的呼吸分别是胸腔的底部、中部和顶部。这样能够有效提升单侧身体对呼吸运动的感知，优化膈肌和胸腔运动。最重要的是，你将学会更有目的性地引导和控制你的呼吸，从而更好地从内部体察和感知呼吸过程。

1a. 请保持站立姿势，双脚分开，与腰同宽。脊柱自然、放松地挺直和伸展。平静、均匀地呼吸。左手扶住椅背或其他类似支撑物，向左侧弯身体，呼吸2～3次，这样可以激活右侧的呼吸肌。注意，脊柱要均匀地向左侧伸展。不要过度拉伸，在最开始只需轻轻侧弯即可。接着，将右手放在右侧肋骨下部。

1b. 进行2～3次三维呼吸练习。

2a. 将右手移到右侧肋骨中部。

2b. 进行2～3次三维呼吸练习。

3a. 将右手放在右侧肋骨的最上部，即接近腋窝的位置。

3b. 进行2～3次三维呼吸练习。注意，持续用手指感知胸腔的三维活动。

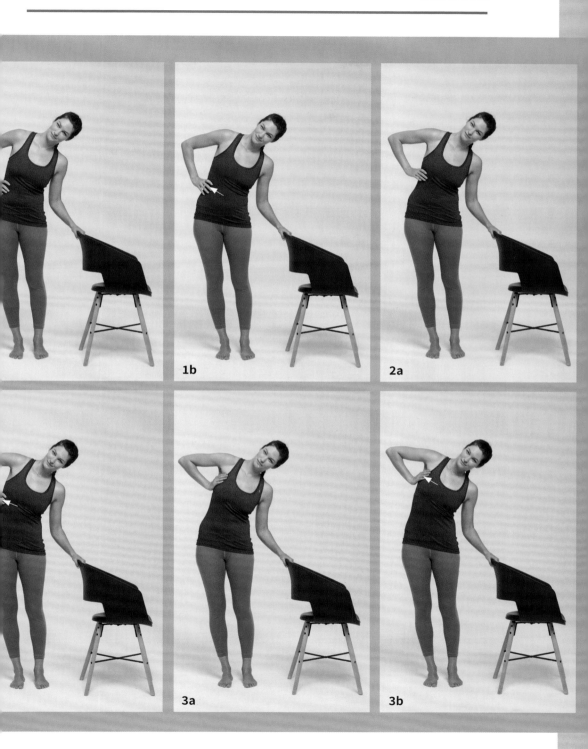

1b

2a

3a

3b

127

▶ 一口气侧向分段三维呼吸练习

更进阶的练习是在一次呼吸内，分段进行三维呼吸练习。和上面的练习一样，先侧弯身体，接着在一次呼吸内训练肋骨的上部、中部、下部三个区域。具体来说，先将呼吸引向肋骨的下部深层区域，接着是中部，最后是肋骨和胸腔的上部。最重要的是在此过程中缓慢地、有控制地、流畅地呼吸。慢慢来，仔细感觉这次呼吸是如何在你的整个胸腔内从下到上进行三维扩张的。你也可以用手来感受肋骨的运动。

改善呼吸肌协调性训练的分类			
练习	积极	中性	暂时搁置
改善膈肌的活动度			
膈肌拉伸练习			
变式1：双手举过头顶的膈肌拉伸练习			
变式2：配合臀桥的膈肌拉伸练习			
膈肌按摩练习			
改善胸腔的运动			
三维呼吸练习			
肋间肌激活练习			
侧向三维呼吸练习			
侧向分段三维呼吸练习			

（续表）

改善呼吸肌协调性训练的分类			
练习	积极	中性	暂时搁置
一口气侧向分段三维呼吸练习			

强化呼吸肌

除了膈肌之外，我们的身体还有其他的呼吸肌参与呼吸过程。强健的呼吸肌通常能大大改善呼吸和提升呼吸训练的质量，并且能使人在呼吸时感到非常轻松。接下来将会介绍两个强化呼吸肌的练习，它们是三维呼吸练习的升级版变式，另外还会介绍怎样使用特定的呼吸训练器进行训练，呼吸训练器专门用来改善呼吸肌的吸气和呼气功能。

▶ 弹性阻力带三维呼吸练习

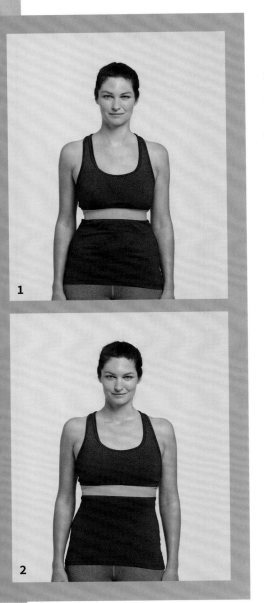

所需工具：弹性阻力带。

为了让呼吸肌在三维呼吸练习中得到进一步的强化，本练习引入了吸气时作用于胸腔的新的阻力。这个从外部施加的阻力不仅能强化呼吸肌，还有助于改善呼吸时的内在体感和肋骨运动。要做到这一点，只需要一条弹性阻力带。

1. 请保持站立姿势，双脚分开，与髋同宽。脊柱自然、放松地挺直和伸展。平静、均匀地呼吸。将弹性阻力带围在肋骨中下部、胸骨下方的位置。

2. 现在，对抗弹性阻力带的阻力以进行呼吸，呼吸过程和三维呼吸练习一样。感受肋骨向前、向侧面和向后的扩张，感受弹性阻力带缓缓被撑开。注意对比一下左右两侧肋骨的区别：两侧肋骨都扩张良好吗？都能够在所有方向上抵抗阻力进行扩张吗？这样持续深呼吸10～15次。注意吸气不要太快，让压力在呼吸过程中慢慢增加。可以重复练习2～3次。

▶ 放松器辅助下的三维呼吸练习

所需工具：呼吸训练装置——放松器。

另一个精准强化呼吸肌的方法是使用呼吸训练装置进行练习。本书会介绍两种特殊的辅助训练呼吸肌装置。在刚开始使用辅助装置的时候，本书推荐你使用"放松器"（Re-laxator）。等你掌握了足够的经验后，你就可以使用"扩张肺"（Expand-a-lung）。有关"扩张肺"和"放松器"更为详细的介绍分别见第132页和第140页。这两种呼吸训练装置会创造一个有阻力的呼吸环境，这样你的呼吸肌就能得到进一步的锻炼。当然，你可以选择使用任何其他能给你带来呼吸阻力的装置。

这两种装置都配有调节器，你只需要通过简单操作就可以设置需要的阻力大小。接下来的练习中，我们以放松器为例，它的优势在于小巧轻便。

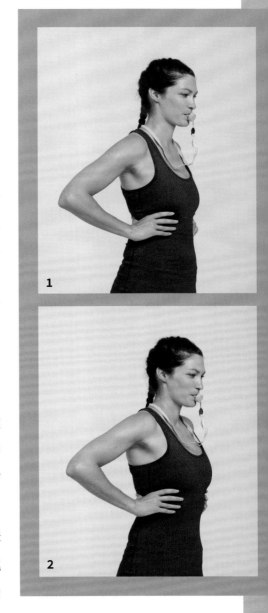

1. 请保持站立姿势，双脚分开，与髋同宽。脊柱自然、放松地挺直和伸展。平静、均匀地呼吸。将放松器放在双唇之间，双手放在胸腔两侧，拇指向后，其余四指向前。

2. 顶着放松器的阻力，先用嘴吸气，再用鼻子缓慢、平静地呼气，练习10~15次。注意吸气不要太快，在呼吸的过程中慢慢增加吸气的力度，最后做到有力地吸气。感受你的胸腔是否在你吸气时向前、向侧面和向后充分扩张，并对比一下左右两侧胸腔有何不同。有没有哪个部位在呼吸时没有起伏或只有轻微的起伏？如有，那么这个部位就没有完全参与呼吸过程。下一步就是让该部位更多地参与到呼吸过程。可以再重复本练习2~3次。

提示：一开始不要将阻力调得太大，在练习过程中循序渐进即可。呼吸阻力的大小要让你能完成每个方向上的三维呼吸。注意，脊柱始终要自然、放松地挺直和伸展。

▶ 扩张肺辅助下的吸气练习

"扩张肺"是提升呼吸训练强度、精准强化呼吸肌的工具。比起放松器，扩张肺能够提供更强的阻力。呼吸肌越强健，呼吸也就越轻松、持续和高效。因此，除了控制呼吸和专注于长呼气之外，有针对性地强化呼吸肌也是呼吸训练的一个重要组成部分。吸气和呼气要分开训练。

保持舒适的坐姿或站姿，脊柱自然、放松地挺直和伸展。选择一个你可以承受的阻力挡位。咬住扩张肺的喷嘴，并轻轻用嘴唇包裹住这个装置。在对抗阻力的同时，先用嘴缓慢吸气1~2秒，接着快速吸气1~2秒，随后用鼻子轻轻呼气，再重新开始吸气。注意吸气时间不要长于2~4秒，同时保持脊柱自然、放松地挺直和伸展。每天进行本练习2次，每次连续进行10~15次呼吸。一旦觉得练习变得轻松，就可以上调阻力挡位；如果在呼吸10~15次之后感到费力，表明当前的挡位较为合适。

提示：按照讲解先缓慢吸气1～2秒，建立起吸气的张力，再用力而快速地吸气1～2秒，这个过程是非常重要的。

▶ 扩张肺辅助下的呼气练习

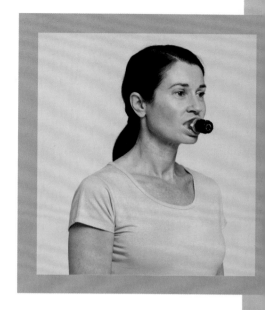

保持舒适的坐姿或站姿，脊柱自然、放松地挺直和伸展。选择一个你可以承受的阻力挡位。咬住扩张肺的喷嘴，并轻轻用嘴唇包裹住这个装置。先用鼻子吸气2～3秒，再在抵抗阻力的同时用嘴有力且有控制地呼气。选择的阻力挡位要让你能够在3～4秒内完成一次完整的呼气。每天进行这个练习2次，每次连续进行10～15次呼吸。一旦觉得练习变得轻松，就可以上调阻力挡位。选择的阻力挡位要让你在呼吸10～15次之后感到费力，但仍然能保持对身体的控制。注意，始终保持脊柱自然、放松地挺直和伸展。

强化呼吸肌训练的分类			
练习	积极	中性	暂时搁置
弹性阻力带三维呼吸练习			
呼吸训练装置辅助下的三维呼吸练习			
放松器			
扩张肺			
扩张肺辅助下的呼吸肌强化练习			
扩张肺辅助下的吸气练习			
扩张肺辅助下的呼气练习			

呼吸肌训练指南

　　如果你想循序渐进地提高你的呼吸质量，取得长久的效果，应该先改善自身条件，这是优化呼吸运动的基础。鉴于人类每天都要自主呼吸18000～20000次，你需要进行大量能够高效优化神经的运动，才能让呼吸发生变化。在训练其他方面之前，你应当进行呼吸训练3～4周。

呼吸训练前的准备

就像内在体感训练中的其他训练一样，呼吸训练也可以通过一些热身来提高效果。此处推荐迷走神经激活训练以及激活耳部迷走神经分支训练。振动耳部练习是最简单且最有效的呼吸训练热身方法，只需要通过振动刺激耳部20～30秒就足够了。

另一个热身方法就是激活辅助运动区，相关训练有振动牙齿练习、旋转双手手腕练习和舌头绕圈练习，练习20～30秒即可提高呼吸训练效果。注意也可以选取评估结果为"积极"的变式练习，这能够大大提高呼吸训练的整体效果。

将改善呼吸力学的练习作为主要训练内容

优化膈肌的练习和改善胸腔的练习都可以从呼吸力学方面优化呼吸，这两种练习共同构建了后续呼吸训练的基础，同时可以显著改善和提升呼吸时的内在体感和控制力。这些改善呼吸力学的练习能够激活岛叶后部，并且很适合用来提升整体的内在体感能力。三维呼吸练习可以和后面解决盆底问题的训练搭配，产生加倍的积极作用。膈肌拉伸练习则有助于缓解消化问题。这些呼吸力学的练习可以作为呼吸训练的一个独立单元，训练时间为3～4周。选择评估结果为"积极"或"中性"的练习，每天至少持续练习10分钟，练习可以分2～3次进行。强化呼吸肌的训练应该像其他健身和力量训练一样，每周进行3～4次，每次练习都要包含在对抗阻力的情况下进行10～15次高强度的呼吸。这些练习能够激活岛叶后部，对缓解消化问题和盆底问题的支持性训练有着积极作用。

将改善呼吸力学的练习作为其他训练的准备练习

你也可以将改善呼吸力学的练习作为后续呼吸训练的准备练习，如延长呼气或屏息练习。进行1~2分钟评估结果为"积极"的改善呼吸力学的练习就足以为后续呼吸训练打下基础。改善内在体感其他方面的练习也能从这个准备练习中受益。改善呼吸力学的练习尤其适用于优化舌部练习和盆底练习的效果。

改善呼吸肌协调性训练推荐		
应用方法	练习时长与方法	效果
作为主要训练内容	**准备** • 进行下列练习中评估结果为"积极"的练习每次20~30秒： 　• 激活迷走神经练习 　• 振动耳部练习 　• 振动牙齿练习 　• 双手交替张握练习 　• 旋转双手手腕练习 　• 舌头绕圈练习 **主体部分** • 评估结果为"积极"或"中性"的练习 • 每天10~15分钟 **额外说明** • 每天2~3次 • 每次练习尽量包含对抗阻力练习，每次呼吸10~15次 • 持续3~4周	• 激活岛叶后部 • 改善以下方面： 　• 整体内在体感能力 　• 消化问题（尤其是膈肌拉伸练习） 　• 盆底问题（尤其是三维呼吸练习）

（续表）

改善呼吸肌协调性训练推荐		
应用方法	练习时长与方法	效果
作为呼吸其他方面训练的准备练习	• 选择评估结果为"积极"的练习 • 每天1~2分钟	• 激活岛叶后部 • 改善后续呼吸训练的呼吸力学和提升整体练习效果
作为内在体感其他方面训练的准备练习	• 评估结果为"积极"的练习 • 每天1~2分钟	• 激活岛叶后部 • 提升整体练习效果 • 尤其适合作为以下训练的准备练习： 　• 盆底训练 　• 舌部训练

延长呼气

延长呼气是抵消压力对呼吸的众多不良影响中最简单的方法。它可以激活副交感神经系统，尤其是迷走神经，同时能激活岛叶的前部和后部。延长呼气不仅可以改善内在体感，还有助于缓解慢性疼痛。控制呼吸的练习尤其需要高度的注意力，因此能够激活岛叶前部，有助于提升情绪调节能力和减少焦虑感。下面本书将首先介绍简单的呼吸控制练习，提高感知能力，为延长呼气训练做准备。接着会介绍一些既高效又可以轻松融入日常生活的呼吸技巧，以精准训练如何延长呼气。

感受你的呼吸

在呼吸训练的过程中，应将注意力完全集中于呼吸过程。在练习过程中，越是放松和集中于内在活动（如呼吸的动作和气体的流动），训练的效率就越高。在呼吸训练中集中和引导你的注意力，心怀正念，就可以更好地优化内在体感。

▶ 呼吸控制4:4练习

这个呼吸控制练习的重点是，在一开始为吸气和呼气设定一个时间框架，这样可以更好地感知和控制呼吸。吸气和呼气的时长比例为4:4，这对于初学者来说是一个合适的标准。在每次吸气和呼气时都数到4，确保你每次的计数节奏相同，或者你可以使用手表来控制节奏。建议选择秒为节奏单位。你可以在走路、静止或其他任何运动中进行这个练习。

如果你在散步时进行这个练习，可以用步子控制节奏：每走四步吸气，接着走四步呼气。关键是要均匀、有控制且平静地通过鼻子吸气。呼气则可以用鼻子或嘴巴。你是否已经掌握了舌头正确的摆放位置？请在练习中将舌头摆到正确的位置（见本书第182页）。起初你可能会遇到一些困难，如出现轻微的气喘，这很正常，无需太过担心。你可以随时中断练习，再次准备好后再接着练习。练习总时间应在5～10分钟，每天1～2次。

提示： 一旦你已经基本掌握了上述的呼吸控制练习，你就可以在练习中增加一个呼吸暂停的环节，即在呼气后屏住呼吸，屏息时间同样是4秒。这个额外环节能够使你对呼吸节奏有更好的控制。这个环节对血氧含量和血液的pH值有积极影响，并能显著减轻压力。

▶ **变式：呼吸控制2:4/2:6/2:8练习**

这些变式改变了吸气和呼气时间的比例，让呼气的时间长于吸气的时间。大多数压力大的人会发现呼气时间很难一下子长于吸气时间。因此，可以慢慢增加呼气和吸气的比例。从2:4开始，吸气2秒，呼气4秒。在你逐渐适应之后，就可以把吸气和呼气的时间比例调整为2:6和2:8。

实践表明，比起单独增加呼气时长，一起增加吸气和呼气的时长要更加容易。因此，你可以尝试从4:8的比例开始，即吸气4秒，呼气8秒。你可以通过变式练习和评估找到让你觉得最舒适的比例和时长。如果你在走路时练习，建议你选择稍长的比例，如4:8。

▶ 放松器辅助下的呼气延长练习

实践证明，呼吸训练装置具有有效性。在使用这种装置的情况下，人在呼气时要承受更大的阻力。正如我们在上文中已经了解到的，对抗阻力进行呼吸可以强化呼吸肌。阻力还能进一步延长呼气的时间，这大大减少了压力对呼吸的负面影响，此外，延长呼气有利于调节血氧含量、平衡血液pH值和缓解我们对压力的过度敏感。

使用呼吸训练装置进行训练可以成为日常生活的一部分。如果你在日常生活中将呼吸训练装置巧妙放置在容易引起注意的地方，那么这种装置就能时刻提醒你调整呼吸。这种装置的操作方法非常简单，初学者和进阶者都能立即掌握。本书中的训练主要涉及3个不同类型的呼吸训练装置，在接下来的练习中我们用到的是放松器和Frolov呼吸训练器。

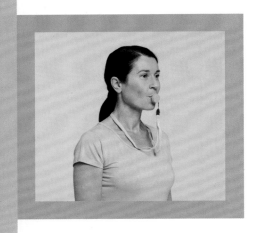

放松器是一种简单实用的呼吸训练装置，能够辅助你随时随地进行省力的呼吸训练，对于延长呼气练习非常有效。具体操作方法是：先通过鼻子正常吸气，然后通过放松器呼气。它轻便、小巧，很容易放在嘴唇间。它能让呼吸训练更具安全性和稳定性。通过简单的操作，你就可以调节空气阻力，快速找到合适的练习强度和呼气时间。

保持舒适的坐姿或站姿，脊柱自然、放松地挺直和伸展。均匀、平静地呼吸。选择一个让你舒适的阻力挡位，将喷嘴置于唇间，用鼻子吸气，用嘴通过放松器呼气，下颌保持放松。每天使用放松器练习20分钟，最好在简单的日常活动中（如散步时）进行。

▶ Frolov呼吸训练器辅助下的呼气延长练习

另一个辅助工具是Frolov呼吸训练器，它可以轻松改善你对呼吸的感知力和对长时间呼气的控制能力。由于这种装置拥有特殊的工作方式，你的呼吸频率能够明显降低，呼气也就可以得到明显的延长和改善。就像上个练习一样，你需要通过先鼻子吸气，再通过喷嘴和通气管向水中呼气。除了延长呼气之外，Frolov呼吸训练器还能让你在游戏中学会控制憋气和忍受憋气的感觉。

Frolov呼吸训练器的另一个优点是，它会让你对呼吸的感知能力大大提高。你将学着控制你的呼吸，让其均匀地流动。如果呼吸太剧烈、太突然或太沉重，你会从水的反应中得到直接反馈：水会变得不再平静，甚至飞溅起来。理想状态下，水应该是均匀、连续地冒泡，这需要对呼吸进行强有力的控制。

请按照说明书在Frolov呼吸训练器中灌满水。保持舒适的坐姿或站姿，脊柱自然、放松地挺直和伸展。平静、均匀地呼吸。手持Frolov呼吸训练器，将喷嘴放在嘴唇间，先鼻子吸气，再通过Frolov呼吸训练器缓慢地、有控制地呼气。注意，要均匀而有控制地呼吸，这样水才会平静、均匀地冒泡。最初，你可以根据自己的练习情况来调整水量。理论上，水量越多，你控制呼吸的水平就越高。连续用Frolov呼吸训练器练习，每次10～30分钟。在开始阶段如有需要，可以中途稍作休息。

提示：在刚开始，你可以将练习划分成几个小单元，每天抽空完成，练习总时长需达到10～30分钟。

▶ 变式：Frolov呼吸训练器辅助下的呼吸延长练习

在本变式中，具体练习步骤和前述的基本练习大致一样，只是吸气和呼气都要通过Frolov呼吸训练器，这就意味着吸气和呼气都要抵抗水的阻力。确保你选择的水量对应的阻力所造成的呼吸困难程度是在你承受范围内的。在开始阶段如有需要，可稍作休息。

提示： 在刚开始，你可以将练习划分成几个小单元，每天抽空完成，练习总时长需达到10~30分钟。

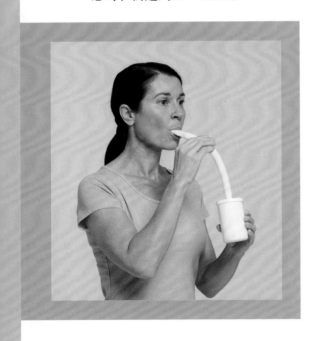

延长呼气训练的分类			
练习	积极	中性	暂时搁置
4:4呼吸控制练习			
变式：不同呼吸节奏的呼吸控制练习			
2:4呼吸控制练习			
2:6呼吸控制练习			
2:8呼吸控制练习			
呼吸训练装置辅助下的呼气延长练习			
放松器辅助下的呼气延长练习			
Frolov呼吸训练器辅助下的呼气延长练习			
变式：Frolov呼吸训练器辅助下的呼吸延长练习			

延长呼气训练指南

延长呼气训练是呼吸训练的重中之重，因为它在减轻压力、激活迷走神经和岛叶以及改善内在体感、身体健康状况和身体功能方面卓有成效。如前文所述，延长呼气会对副交感神经系统产生强烈的影响，因此延长呼气具有平衡和调节压力的作用。延长呼气训练可以激活岛叶后部，其中的部分练习还能额外激活岛叶前部。当岛叶前部活跃度提高时，你就能够有效提高情绪管理能力以及改善焦虑和抑郁情绪。放松器辅助下的呼吸延长练习对副交感神经系统的作用尤其明显，Frolov呼吸训练器辅助下的呼吸延长练习则有助于缓解消化问题、改善整体健康状况和减轻压力。

如果你终日都在忙碌，那么建议你将呼吸训练融入日常生活。如果把大部分呼吸练习和日常活动结合起来，就不必花费额外的精力和时间来完成这些练习。你可以随时用呼吸训练来应对突然产生的压力。如前文所述，在进行呼气延长训练前需要做一些准备。例如，你可以将评估结果为"积极"的膈肌拉伸变式练习作为热身，进行2～3次，然后进行至少20分钟的呼气延长训练。你可以将其分为2～3个小单元，在一天内分散完成。就练习选择而言，装置辅助下的练习无疑是达成呼吸训练目标最简单的方法。你可以选择延长呼气的任何练习，只要这些练习的评估结果是积极的，并且你能充分适应它们。

延长呼气训练推荐		
应用方式	练习时长与方法	效果
作为主要训练内容	**准备** 选取下列练习中评估结果为"积极"的练习20～30秒： • 迷走神经激活练习 • 振动耳部练习 • 振动牙齿练习 • 双手交替张握练习 • 旋转双手手腕练习 • 舌头绕圈练习 • 2～3次膈肌拉伸练习 **主体部分** • 选择评估结果为"积极"的练习 • 每天至少20分钟 • 可以分为2～3个小单元 • 推荐使用呼吸训练装置进行辅助 • 总共练习3～4周	• 激活岛叶后部和前部 • 对副交感神经系统产生强烈的影响 • 改善以下方面： • 整体内在体感能力 • 慢性疼痛 • 压力症状 • 焦虑情绪 • 抑郁情绪 • 情绪调节
作为内在体感训练其他方面的准备练习	• 每天1～2分钟 • 选择评估结果为"积极"的练习	• 激活岛叶后部和前部 • 提升整体训练效果

屏息训练

压力对身体的影响总是和呼吸相关。处于压力状态下时，你的呼吸会变得更浅、更短促，这会导致血液中氧气和二氧化碳的比例被打乱。压力导致的浅呼吸会让吸气更频繁、呼气更短促，最终造成血液中二氧化碳含量过低，对健康产生负面影响。血液中二氧化碳的含量过低会抑制支气管、肠道和膀胱的平滑肌功能。此外，二氧化碳含量过低还会导致血液的pH值改变，氧气只有一小部分能得到利用，因为二氧化碳是促进氧气与血红蛋白结合的必要条件。二氧化碳也是促进血管扩张、保证血液循环流畅的重要基础。

血液中二氧化碳的含量可以通过制造所谓的"空气饥饿感"（即屏息训练）得到提高。屏息训练可以激活岛叶的所有部分，因此对焦虑和抑郁情绪以及慢性疼痛都有着积极的影响。屏息训练还能改善整体内在体感、身体健康状况和功能。屏息训练需要你投入更多的专注力，因此还能额外提升岛叶前部的活跃度。

此外，屏息训练还能确保小脑以及中脑等脑干的重要区域被激活，这些区域有许多重要功能。它们参与前庭信息的处理、脊柱和眼睛的协调，可以减轻疼痛、调节姿势和肌肉紧张程度，而这些方面又直接或间接与岛叶有关。

延长呼气训练其实已经包括了一些轻度的屏息训练。接下来，本节将会介绍一些简单有效的屏息训练，它们能够迅速制造"空气饥饿感"。最简单的方法是在运动时闭气，因为身体的活动会消耗血液中的氧气，同时分解出更多的二氧化碳，这样一来氧气和二氧化碳之间的比例就得到了改善。你可以将屏息训练和日常活动结合起来，例如在爬楼梯、深蹲、走向咖啡机或赶公交时练习屏息。要充分发挥创造力，利用一切时间。练习一段时间后你会发现，屏息训练不仅容易，而且省时，因为它可以轻易地融入日常生活。

▶ **屏息练习**

如前文所述，本练习只需你在进行轻度或中度的活动时屏住呼吸即可。很快，你就会感觉需要再次吸气。练习的目的是学会有意识地控制吸气的冲动，并将吸气的时间不断延后。注意，要在屏息后尽快恢复平静、均匀的呼吸。你能在屏息后的2~3次呼吸内恢复正常的呼吸节奏吗？请试试吧，熟能生巧。

1. 双脚分开，与髋或肩同宽，脊柱自然、放松地挺直和伸展。闭上嘴巴，屏住呼吸。

2. 开始运动，如步行、慢跑、下蹲、迈弓步或其他类似的运动。当吸气的冲动十分强烈时，停止运动并再次开始呼吸，尽量快速地恢复平静、均匀的呼吸节奏。请尝试尽可能地控制住吸气的冲动，并不断延长屏息时间。可以重复练习2~3次。

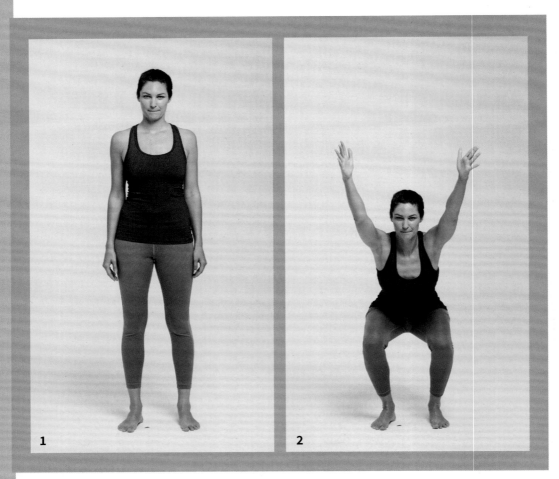

▶ 变式1：呼气屏息练习

　　一个难度更高但是更有效的练习方式是在呼气后进行屏息练习。你只需要在开始屏息和活动前，呼出一部分气就足够了。这个变式会让憋气的不适和吸气的冲动都更明显。关键在于你要始终控制这些感觉，并确保练习不会造成强烈的不适。

1. 双脚分开，与髋或肩同宽，脊柱自然、放松地挺直和伸展。用嘴呼出一部分空气。
2. 闭上嘴巴，屏住呼吸。
3. 进行一些低强度的运动，如步行、慢跑、下蹲、迈弓步或其他类似的运动。一边运动，一边尽可能长时间地保持屏息，直到你感觉必须要吸气。停止运动并再次开始呼吸，尝试尽快恢复平静、均匀的呼吸节奏。请尽可能地控制住吸气的冲动，并不断延长屏息时间。可以重复练习2～3次。

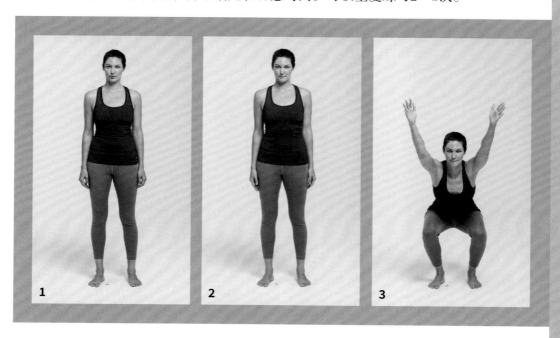

▶ 变式2：屏息状态下的交叉协调练习

屏息状态下的交叉协调练习是屏息训练的一种特殊变式。它尤其适合作为热身练习，因为它对后续的训练有着许多积极作用。交叉协调练习能够加强端脑两个半球之间的沟通，也能改善两个小脑半球的活动。如果你觉得目前为止各种训练效果都不明显，不妨将交叉协调练习加入热身环节。

1. 双脚分开，与腰同宽，脊柱自然、放松地挺直和伸展。闭上嘴巴，屏住呼吸。

2. 有节奏地原地踏步，熟悉节奏之后，抬高左腿，将右手放到左侧膝关节外侧。

3. 接着放下左腿，抬高右腿，将左手放到右侧膝关节外侧。膝关节和手部都应以身体为中心做交叉的动作。

4. 屏住呼吸，持续练习，直到你感觉必须要吸气。停止运动并再次开始呼吸，尝试尽快恢复平静、均匀的呼吸节奏。请尽可能地控制住吸气的冲动，并不断延长屏息时间。可以重复练习2～3次。

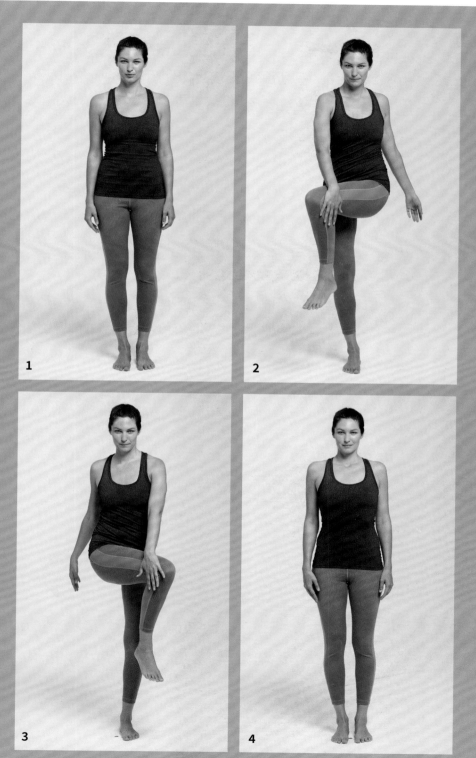

▶ 呼吸袋练习

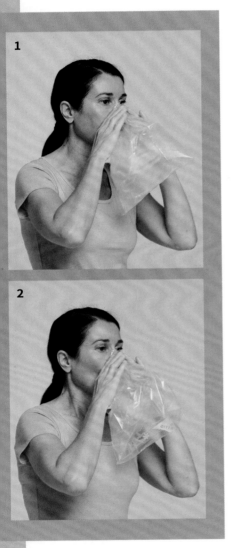

所需工具：容量约为3升的纸袋或塑料袋。

压力会引发不良的呼吸，从而造成身体缺失二氧化碳，而非常合适应对这种情况的练习就是呼吸袋练习。这种方法经常用来应对过度换气的情况，过度换气经常出现在焦虑严重或惊恐发作时。在呼吸袋练习中，呼出的含二氧化碳的空气被再次吸入，二氧化碳和氧气的不平衡能够借此迅速恢复平衡。

1. 双脚分开，与髋同宽，脊柱自然、放松地挺直和伸展。用准备好的纸袋或塑料袋紧紧罩住口鼻部位，让外界空气不能进入。冲着袋子长长地呼气。

2. 再次吸入袋中的空气，并继续呼气，直到出现明显的憋气感。取下袋子，尝试尽快恢复平静、均匀的呼吸节奏。可以重复练习2～3次。

▶ **呼吸袋练习简化版**

所需工具：容量约为3升的纸袋或塑料袋。

这个变式练习更为简单。将袋子和口鼻之间留出一些空间，在吸气时就有一部分新鲜空气流入，这就减轻了练习强度，你可能在更长时间后才感到明显的憋气。这个变式适合不适应口鼻被遮住的人，以及感觉完成上一个练习有困难的人。

1. 双脚分开，与髋同宽，脊柱自然、放松地挺直和伸展。将一个纸袋或塑料袋放在距离面部2~5厘米的位置。冲着袋子长长地呼气。

2. 再次吸入袋中的空气，继续呼气，直到出现明显的憋气感。取下袋子，并尝试尽快恢复平静、均匀的呼吸节奏。可以重复练习2~3次。

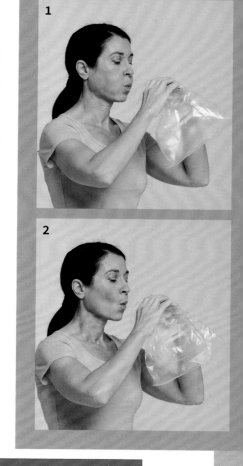

慢慢适应屏息状态！

呼吸袋练习可以很好地改善焦虑严重或惊恐发作时的过度换气，但对于刚开始尝试的人来说，也可能导致暂时的不适或恐惧感。随着经验的积累，你通常会习惯这种练习。尽管如此，你还是要确保在练习过程中感到安全，并且始终感觉自己能控制练习过程。如果呼吸袋练习会引起较多不适，你可以交替进行本练习和其他呼吸练习。

屏息训练的分类			
练习	积极	中性	暂时搁置
屏息练习			
变式1：呼气屏息练习			
变式2：屏息状态下的交叉协调练习			
呼吸袋练习			
呼吸袋练习简化版			

屏息训练指南

屏息训练有很多用途。例如，它们可以快速缓解紧张情绪和压力症状。此外，屏息训练能提高整体内在体感能力。因为它们能激活岛叶的所有部分，所以也很适合作为其他内在体感训练的准备练习。

将屏息训练作为应对压力的练习

呼吸袋练习可以用于改善突发或短期的压力症状。当然，其他几个屏息练习也有类似的作用。如果情况允许，可以在压力突发时连续、重复进行屏息训练2~4次。如果觉得屏息训练强度太大，也可以进行更温和的呼气延长练习。每天进行5~8次屏息训练，直到压力症状得到缓解。

将屏息训练作为内在体感训练的一部分

除了应对突发的压力和焦虑，屏息训练还能对整个岛叶起到积极作用，因此可以缓解慢性疼痛、减轻焦虑和抑郁情绪以及改善整体健康状况和身体功能。你可以将屏息训练和其他方面的内在体感练习结合起来。例如，你可以在舌部训练、前庭系统训练或盆底训练的过程中屏住呼吸1~3次，再继续进行相应的练习。这与基本的屏息训练类似，只需在日常活动中进行屏息训练即可。屏息训练应当每天至少进行5~10分钟，可以在一天内分2~3次完成。

将屏息训练作为其他训练的准备练习

屏息训练还能作为其他练习的准备练习。由于屏息训练能激活岛叶中部，它们也能提升信息整合能力，所以是其他训练的极佳热身方式。此外，血液中二氧化碳的含量增加会引起许多积极的生理效应，尤其是对神经细胞来说，这些效应能够让训练得到优化。要做到这一点，在实际训练前，要进行1~3次评估结果为"积极"的练习，总时长1~3分钟。

屏息训练推荐		
应用方式	**练习时长与方法**	**效果**
作为应对压力的练习	• 选择1个评估结果为"积极"的练习 • 压力突发时练习2~4次 • 每天练习5~8次	• 缓解压力，减轻焦虑

（续表）

屏息训练推荐		
应用方式	练习时长与方法	效果
作为内在体感训练的一部分	• 选择评估结果为"积极"或者"中性"的练习 • 每天5~10分钟 • 适合与以下练习相结合： · 舌部训练 · 盆底训练 · 前庭系统训练	• 激活岛叶后、中、前部 • 改善以下方面： · 慢性疼痛 · 焦虑情绪 · 抑郁情绪 · 情绪调节 · 整体健康状况和身体功能
作为其他训练的准备练习	• 选择评估结果为"积极"的练习 • 每次1~3分钟	• 激活岛叶后、中、前部改善内在体感 • 提升整体训练效果

呼吸训练的一般应用方法

如本章所述，呼吸训练主要包括三个方面的内容：改善呼吸肌、延长呼气以及屏息训练。它们都可以作为主要训练内容，你可以在几周内专攻这些方面的练习。训练建议均在相关章节中给出。在熟悉这些练习、打好基础后，你也可以把这些练习结合起来。

结合所有元素的全面呼吸训练

如果你想在一个较长的训练单元中整合所有的呼吸练习，本书推荐以下顺序。

1. 简单的热身练习。

2. 2~3次评估结果为"积极"的屏息训练。

3. 4~5分钟改善呼吸力学的练习。

4. 呼吸训练装置辅助下的强化呼吸肌练习，10~15次。

5. 一次或几次呼气延长练习，10~15分钟，结束训练。

将呼吸训练的所有元素结合起来，很容易就能达到每天20~30分钟的训练量。你可以将其分为2~3个单元，持续训练4~6周。

结合所有元素的全面呼吸训练推荐		
应用方式	练习时长与方法	效果
作为主要训练内容	**准备** 选择以下练习中评估结果为"积极"的练习20~30秒： • 激活迷走神经练习 • 振动耳部练习 • 振动牙齿练习	• 激活岛叶整体 • 改善以下方面： 　• 整体内在体感能力 　• 健康状况和身体功能 　• 压力

（续表）

结合所有元素的全面呼吸训练推荐		
应用方式	练习时长与方法	效果
作为主要 训练内容	• 双手交替张握练习 • 旋转双手手腕练习 • 舌头绕圈练习 **屏息训练** • 选择1个评估结果为"积极"的练习 • 每天2~3次 **改善呼吸肌协调性** • 选择评估结果为"积极"的练习 • 每天4~5分钟 • 接着进行10~15个呼吸训练装置辅助下的强化呼吸肌练习 **延长呼气** • 选择1~2个评估结果为"积极"的练习 • 每天10~15分钟 **训练总时长** • 每天20~30分钟 • 可以划分为2~3个单元 • 持续训练4~6周	• 生理和神经基础 • 情绪调节 • 信息整合能力 • 慢性疼痛

盆底：内在体感的重要一环

　　盆底训练常常受到忽视，但它确实可以改善内在体感。因此，本书强烈推荐将盆底训练纳入个人训练。盆底肌由交感神经系统和副交感神经系统共同支配。由盆底运动产生的信息会传输到岛叶，并提升其后部的活跃度。激活岛叶后部能带来很多身体健康方面的益处，在缓解消化问题方面效果卓著。形象地说，盆底是内在体感信息来源最深的部位。盆底与口腔和喉咙一起，构成了内在体感的上下"框架"。

　　盆底有许多重要功能，因此需要好好维护。一方面，盆底封闭了整个骨盆，并支撑着内脏器官，其中就包括对女性来说尤为重要的子宫。盆底在整个妊娠和分娩过程中扮演着不可或缺的角色。另一方面，它还能够确保膀胱和肠道的括约肌正常工作，并参与性生活的方方面面。通常情况下，有针对性的盆底训练是一个相当困难且漫长的训练。盆底有多层，结构较为复杂，但是在大脑中与其对应的感觉区域和运动区域却相当少。这意味着大脑中只有很少的区域被分配给盆底，这让我们很难准确地感受并用不同的方式控制它。从盆底传输到大脑的信号往往不够强烈，因此单纯针对盆底的训练通常不足以带来持久的神经改善效果。如果从盆底周围的神经出发，盆底训练就能变得更容易且效果持久。

女性盆底及其特点

　　女性盆底的大小、形状和运动模式都和男性的有所不同，妊娠和分娩还会给女性的盆底造成额外的压力。通常情况下，生活环境很难允许女性在产后得到充分的休息和照顾。产后紧张的时间往往会引发进一步的压力，导致盆底功能恢复并不理想，这会让盆底的功能和健康受到损害。因此，本书希望阐明努力克服盆底功能缺陷的重要性。通过有针对性地激活神经结构，在妊娠和分娩多年后，也有可能对盆底功能进行成功的训练。

　　和身体中大多数结构一样，盆底是左右两侧协同工作的。这意味着，盆底两侧需要同时得到控制。因此，大脑中参与协调和稳定身体两侧运动的区域很适合用以准备和支持盆底训练。适合的训练有激活辅助运动区训练、舌部训练以及呼吸训练，这些训练激活的部位都和盆底有着神经和功能上的联系。

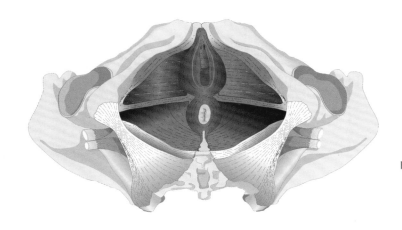

▶ 盆底肌封闭了骨盆出口，支撑着内脏，并帮助调节排泄过程

膈肌两侧和盆底两侧往往同步受到协调和控制，是作为一个整体一起工作的。本节末尾会对盆底训练准备做进一步说明，你可以将其作为简短的热身运动，以促进对各个练习的学习。

一般的分类标准把盆底肌分为三层，但是为了将盆底训练设计得更易于实践，本书将盆底肌分为两层：浅层和深层（位于皮下2.5～3厘米处）。盆底肌既包含横向肌肉，也包含纵向肌肉。我们将对这两种肌肉进行训练，训练细节会通过图片更直观地展示出来。

下图中的"十"字由穿过两侧坐骨结节的横线和穿过尾骨和耻骨的竖线组成。你可以从外到内收缩不同层次的盆底肌：可以从左右两侧的坐骨结节开始，也可以从前面的耻骨或后面的尾骨开始。"十"字的四个端点可以向内收缩，也可以向外扩张。

在开始阶段，盆底训练通常比较困难，因为大多数人对这个部位都不甚了解。让盆底肌的内部运动进行可视化是很有帮助的，具体如下：依照右图在脑海中想象出盆底，图中的"十"字可以帮助你更好地把控运动的位置。接下来，本节将介绍一些简单有效的练习，即使在不了解背景知识的情况下，你也可以进行练习。

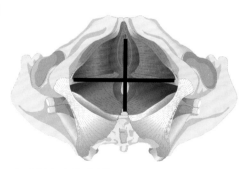

▶ 图中标出的"十"字形象地展示了盆底肌的走向

有意识地放松是获得更多力量的关键

除了改善内在体感之外，盆底训练始终是为了加强和改善肌肉功能。大多数人的盆底肌的某些部位都过于紧张，然而这并不意味着在训练中收缩肌肉是没有必要的。在盆底训练中，更多的是学习如何在收缩肌肉后再次放松它们。因此，要确保每次主动收缩盆底肌后，都花足够的时间再次放松盆底肌。开始阶段，肌肉放松时长应当是收缩时长的3～4倍。

▶ 浅层训练：针对坐骨结节间盆底肌的收缩练习

所需工具：瑜伽垫或者舒适的垫子。

建议初学者以平躺姿势进行练习，并先从外向内收缩盆底肌。平躺姿势和从外到内的收缩方向能使初学者更容易活动到这个一开始难以感知的区域。

保持仰卧姿势，脊柱自然、放松地伸展。双腿屈曲，腰部不要非自然地前凸或重重地压在垫子上。收缩盆底肌，感受两侧坐骨结节通过肌肉收缩相互靠近。确保你只收缩了盆底的浅层区域，臀部和大腿内侧的肌肉（内收肌）都应处于放松状态。收缩浅层盆底肌3～6秒，然后完全放松10～20秒。可以连续、重复练习3～8次。

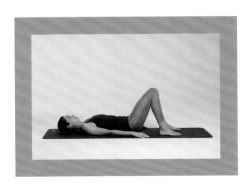
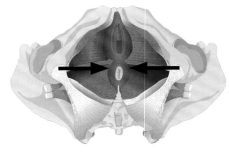

▶ 使两侧的坐骨结节相互靠近

▶ 浅层训练：针对尾骨和耻骨间盆底肌的收缩练习

所需工具：瑜伽垫或者舒适的垫子。

保持仰卧姿势，脊柱自然、放松地伸展。双腿屈曲，腰部不要非自然地前凸或重重地压在垫子上。收缩盆底肌，感受尾骨和耻骨通过肌肉收缩相互靠近。确保你只收缩了盆底的浅层区域，臀部和大腿内侧的肌肉（内收肌）都应处于放松状态。收缩浅层盆底肌3~6秒，然后完全放松10~20秒。可以连续、重复练习3~8次。

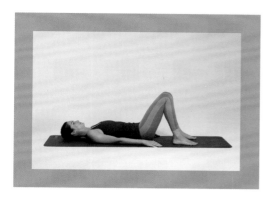

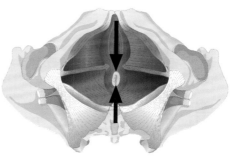

▶ 使尾骨和耻骨向内靠近

▶ 浅层训练：盆底肌"十"字收缩练习

本练习其实是前两个练习的结合体，即不是单独进行横向或者纵向肌肉的收缩，而是将"十"字的四个端点同时向中心收缩。

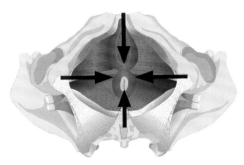

▶ 使两侧坐骨结节、耻骨和尾骨向中间靠近

放松臀部和大腿

要想精准地控制盆底深层和浅层的肌肉，需要一些时间。在开始阶段，臀部和大腿内侧的肌肉往往会在练习时处于紧张状态，这会让盆底肌得不到充分的训练。因此，你需要格外注意，练习时始终让臀部和大腿内侧的肌肉保持放松。

▶ **深层训练：针对坐骨结节间盆底肌的收缩练习**

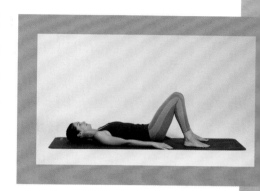

保持仰卧姿势，脊柱自然、放松地伸展。双腿屈曲，腰部不要非自然地前凸或重重地压在垫子上。收缩盆底肌，尝试仅用深层盆底肌（在本书中指的是皮下3厘米左右的肌肉）使两侧的坐骨结节相互靠近，并且将盆底向内收、向上提。关键在于能够感受到收缩力来自深层盆底肌肉。收缩深层盆底肌3～6秒，然后完全放松10～20秒。感受深层盆底肌的收缩往往在最初相当困难，不要急，慢慢来！

▶ **深层训练：针对尾骨和耻骨间盆底肌的收缩练习**

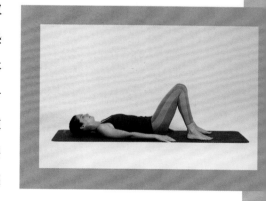

保持仰卧姿势，脊柱自然、放松地伸展。双腿屈曲，腰部不要非自然地前凸或重重地压在垫子上。收缩盆底肌，尝试仅用深层盆底肌（在本书中指的是皮下3厘米左右的肌肉）使尾骨和耻骨相互靠近，并且将盆底向内收、向上提。关键在于能够感受到收缩力来自深层盆底肌。收缩深层盆底肌3～6秒，然后完全放松10～20秒。感受深层盆底肌的收缩往往在最初相当困难，请保持耐心，时间会告诉你努力是值得的！

▶ **深层训练：盆底肌"十"字收缩练习**

在训练深层盆底肌时，将横向和纵向上的肌肉收缩在一起，同时将两侧坐骨结节、尾骨以及耻骨拉向盆底中心。练习是前两个练习的结合体，即将"十"字的四个端点同时向中心收缩。

▶ **收缩与放松整体盆底肌的练习**

在掌握了如何收缩和放松盆底的浅层和深层肌肉后，就可以同时训练这两者。因此，本练习是收缩整体盆底肌。本练习对内在体感能力有着进一步的要求，只有在掌握了基本练习之后才能进行。

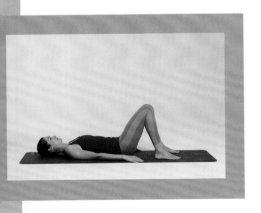

保持仰卧姿势，脊柱自然、放松地伸展。双腿屈曲，腰部不要非自然地前凸或重重地压在垫子上。在横向和纵向上同时收缩浅层盆底肌，接着以同样的方式收缩深层盆底肌，持续3～5秒，随后完全放松。两层肌肉的收缩程度是否相同？两层肌肉放松需要的时长是否一样或某层肌肉放松需要的时间是否更多？请带着这几个问题尝试对盆底进行感知。

▶ **分离练习**

正如基本练习中提到的，在训练盆底时很难不收缩臀部肌肉和内收肌。反之亦然，当你使用臀部肌肉和内收肌时，盆底会过分活跃并随之紧张起来。接下来的练习就是训练分离使用盆底肌和臀部肌肉、内收肌的能力。首先同时收紧盆底肌和臀部肌肉，接着慢慢放松盆底肌，但是始终保持臀部肌肉收紧。进行本进阶练习的前提是已经熟练掌握基本练习。本练习可以锻炼你分辨不同肌肉的能力，因此对岛叶的影响也非常强烈。

1. 保持仰卧姿势，脊柱自然、放松地伸展。双腿屈曲，腰部不要非自然地前凸或重重地压在垫子上。

2. 同时收缩两层盆底肌和臀部肌肉，保持5 ~ 10秒，随后慢慢放松盆底肌，但仍保持臀部肌肉收缩。在盆底肌完全放松后，慢慢放松臀部肌肉。重复练习3 ~ 4次。

提示：记住，放松盆底需要时间。你需要花足够的时间来掌握这个练习，请保持耐心并定期训练，直到你能够分别调动盆底肌和其周围的肌肉。

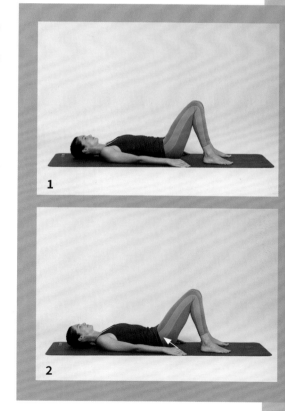

167

▶ 变式：站姿分离练习

比起分离练习，站姿分离练习可以更好地解除盆底肌和其周围肌肉的联系，但是对身体的要求也更高。

1. 保持双脚一前一后、距离较大的站姿，脚跟紧贴地面，身体重心位于中间，双腿伸直，这样重量能够均匀地分布在双脚上。脊柱自然、放松地挺直和伸展。均匀而平静地呼吸。

2. 同时收紧两层盆底肌以及臀部肌肉，保持5～10秒，随后精准放松盆底肌，同时保持臀部肌肉收缩。在盆底肌完全放松后，慢慢放松臀部肌肉。交换双脚的位置，重复上述收缩和放松肌肉的过程3～4次。

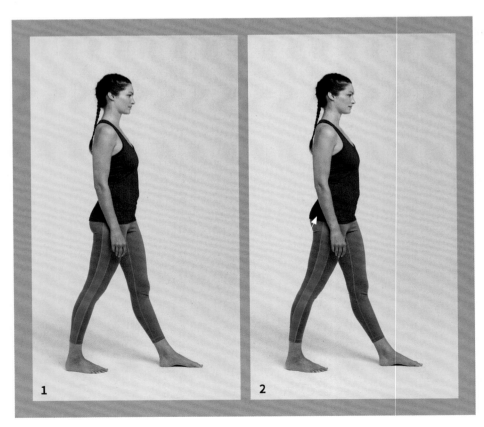

提示：本练习对身体的要求较高，需要你有很强的内在体感能力。

不同姿势下的分离练习

有几种姿势能让分离练习更有趣、多样，还能进一步提升身体控制肌肉收缩和放松的能力。此外，将分离练习融入不同的姿势和动作，你就可以在日常生活中随时随地进行练习，以节约时间。入门姿势是深蹲或弓步，这是盆底适应不同的姿势和动作的基础，所以让盆底为满足日常生活中的需求做好最佳准备。

一旦你掌握了入门姿势下的分离练习，你就可以用不同的姿势进行练习。以上所有练习都可以以坐姿、站姿、深蹲、弓步等姿势进行。你还可以从瑜伽体式中寻找灵感。请自由发挥你的创意！

盆底训练的分类			
练习	积极	中性	暂时搁置
浅层训练：针对坐骨结节间盆底肌的收缩练习			
浅层训练：针对尾骨和耻骨间盆底肌的收缩练习			
浅层训练：盆底肌"十"字收缩练习			
深层训练：针对坐骨结节间盆底肌的收缩练习			
深层训练：针对尾骨和耻骨间盆底肌的收缩练习			
深层训练：盆底肌"十"字收缩练习			
收缩与放松整体盆底肌的练习			
分离练习			
变式：站姿分离练习			

盆底训练推荐

盆底训练的基本练习主要激活岛叶后部，而不同姿势下的分离练习则可以额外激活岛叶前部。因此，它们很适合用于提升情绪调节和整体内在体感能力、改善整体健康状况和减少压力。同时，基本练习可以缓解消化问题和疼痛症状，尤其是躯体上的疼痛。当然，这些练习也能缓解盆底问题。

本节的引入部分已经介绍过，盆底训练成功的关键之一就是做好准备运动，即通过激活辅助运动区以改善身体的肌肉的协调与控制。比较有效的练习组合包括：振动牙齿练习与双手交替张握练习、旋转双手手腕练习来同步协调手部动作；第五章的舌部练习以及通过漱口、吞咽来激活咽喉的方法也很合适。针对通常难以训练的盆底区域，你应该充分利用所有可用的辅助练习，以降低盆底训练的难度，让训练效果更持久。

由于呼吸和盆底有着神经和功能上的联系，你应该将盆底训练安排在呼吸训练之后，或者在进行盆底训练前进行1~2分钟的呼吸训练，如三维呼吸练习。

将盆底训练作为主要训练内容

本书建议一开始将盆底训练作为主要训练内容，以达到最好的效果。

你可以通过呼吸训练和激活辅助运动区训练来给盆底训练进行2~5分钟的热身。热身后，盆底训练应持续10分钟左右，每天至少1次。在开始阶段，请务必专注于基本练习，并按照本书建议的顺序练习。这个过程可能要持续几个星期。

在基本掌握盆底训练后，你就应该开始进行进阶练习，如分离练习和不同姿势下的分离练习。在开始阶段，请按照本书给定的顺序练习。你一旦完全掌握了这些练习，就可以根据自己的意愿进行调整。但是，本书建议你定期重复进行基本练习。

在掌握了盆底训练中的所有练习之后，你就应该开始将这些练习用于提升整体内在体感能力。将评估结果为"积极"的盆底练习和其他内在体感训练结合起来，以获得充足的内在体感信息，具体方法会在下一段介绍。

将盆底训练作为内在体感训练的一部分

为了通过盆底训练来提高整体内在体感能力，你可以将其加入个人训练，时长为3～4分钟，最好在舌部训练或呼吸训练之后进行。建议每次选取盆底训练中的一种练习，每周更换一次。这样一来，你就始终有足够的时间来改善这些原本难以训练的区域。

盆底训练推荐		
应用方式	练习方法与时长	效果
作为主要训练内容	**准备** • 选取下列练习中评估结果为"积极"的练习每次1~2分钟： 　• 振动牙齿练习 　• 双手交替张握练习 　• 旋转双手手腕练习 　• 舌部练习 　• 激活喉部练习 　• 三维呼吸练习 **主体部分** • 评估结果为"积极"或者"中性"的练习 • 从基本训练开始 • 每次10~15分钟 • 每天1~2次 • 练习4~6周	**基本练习** • 激活岛叶后部 • 改善以下方面： 　• 盆底问题 　• 消化问题 　• 疼痛症状，尤其是躯体疼痛 **分离练习和站姿分离练习** • 激活岛叶后部和前部 • 改善以下方面： 　• 整体内在体感能力 　• 压力 　• 整体健康状况 　• 情绪调节
作为内在体感训练的一部分	• 评估结果为"积极"的练习 • 每次3~4分钟 • 每天2~3次	

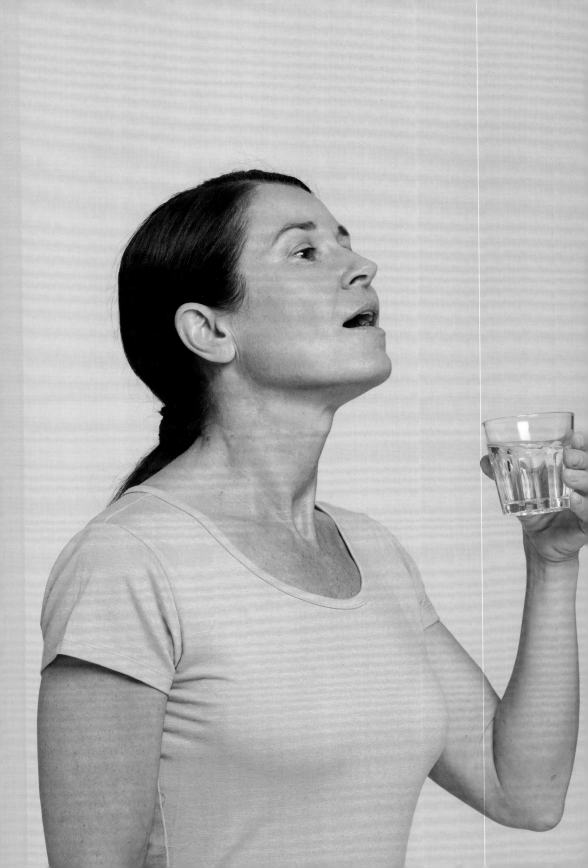

第五章
舌头与咽喉

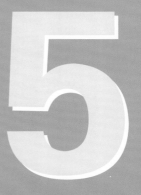

舌头对迷走神经和内在体感的影响

大多数人不明白舌头对大脑和神经系统的功能的重要性。因此，它对整体健康的积极影响经常不能得到足够的重视。要是仔细了解一下舌头的作用，你就会发现，它在内在体感方面起着至关重要的作用。它协助呼吸、进食、说话、做面部表情以及支持下颌、头部和颈部的稳定性。从神经学的角度来看，舌头的作用怎么重视也不为过。

身体的所有区域都在大脑中占据一席之地，简单地说，来自这些区域的信息都在相关脑区得到处理。舌头和口腔受到许多脑区的支配。反过来，也能对脑区产生影响。舌头的运动和感觉传达的信息都能在大脑相关区域引起大量活动，从而大大提升大脑的活跃度。

此外，舌头与许多重要的脑神经关系密切，这些脑神经可以调节自主神经系统活动。除了通过迷走神经直接向岛叶传输信息之外，舌头对内在体感的影响还体现在许多其他的方面，舌部训练对提升内在体感能力起到很大的作用。舌部训练对提升内在体感能力效果显著的原因之一是，舌头是位于身体内部的一个器官，这意味着来自这一区域的信息在本质上属于内在体感的一部分。舌头的活动也能帮助激活辅助运动区，而活跃的辅助运动区正是内在体感训练的重要基础。

　　舌部训练效果如此显著的另一个重要原因是，舌头的运动和感觉反射区位于岛叶的正上方，并与岛叶相接。因为舌头的感觉和运动反射区与岛叶在物理位置上接近，所以当舌头活动和感知相应大脑区域的供血和神经细胞活动增加时，与之相邻的岛叶也会受到刺激。除此之外，来自舌部的信息会直接进入岛叶后部，并刺激该区域产生活动。因此，舌部训练可以很好地改善大部分身体不适，如消化问题和盆底问题。

　　舌头运动会激活辅助运动区，这一点非常有利于盆底训练。舌部训练还有利于感知和控制眼球运动，并支持前庭系统。这两个系统，尤其是前庭系统，是优化管理和控制身体内部活动的基础。除此之外，舌头的感知和运动功能可以激活脑干的特定区域，该区域参与调节呼吸、心脏活动和肌张力，这也是内在体感的重要方面。最终，通过舌头传送到大脑的强烈刺激会促进大脑区域的大量神经细胞活动，这可以提高大脑的适应性。

　　舌部训练的结构如下：从感官训练开始，利用有针对性的刺激来改善舌头的感知能力；随后，协调和强化舌头肌肉，由于舌头上分布着许多肌肉，因此练习涵盖多种不同的动作以便进行全面的训练。本章的第一部分以拉伸舌头练习结束。

通过刺激提高舌头的感知力

对舌头进行感官刺激能为进一步的舌部训练做准备。你会发现，感官刺激能使舌头更好、更流畅地运动。刺激舌头，如哼唱、漱口和吞咽，同样是为涉及舌头的喉部训练做准备，从而降低这些训练的难度。

舌部训练的注意事项	
在进行舌部训练时，尽量避免移动下颌，并尽可能保持头部、颈部和脸部放松。	

▶ Z-Vibe或电动牙刷辅助下的感官刺激

所需工具：Z-Vibe或电动牙刷。

Z-Vibe是专门为刺激口腔而设计的，可以提高内在体感能力。

若想让舌头快速产生大量感官信息，最简单的方法是借助第三章中介绍的Z-Vibe。一方面，这种专为口腔研发的设备有特别的表面纹理，可以用于训练和激活舌头的感觉系统。另一方面，它还可以产生振动，因此舌头除了受到凸起的表面纹理的刺激，还受到强烈的振动刺激。原则上来说，振动可以让舌头的绝大部分区域得到激活。通过刺激舌头的后1/3，内在体感能力可

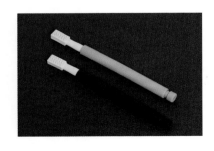

以得到显著提高，因为这个区域是由迷走神经支配的。如果没有Z-Vibe，用电动牙刷代替也可以。

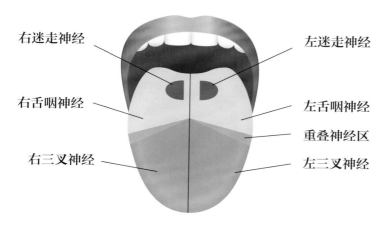

右迷走神经　　　　　　　　　　左迷走神经

右舌咽神经　　　　　　　　　　左舌咽神经

　　　　　　　　　　　　　　　重叠神经区

右三叉神经　　　　　　　　　　左三叉神经

▶ 舌头上存在各种神经，其中舌头后部由迷走神经支配

1. 保持舒适的站姿或坐姿，脊柱自然、放松地伸展。放松头部、颈部和脸部，保持平静、均匀地呼吸。嘴巴微张，将Z-Vibe放在舌尖右侧的前部。

2. 从舌尖右侧的前部开始，先慢慢将Z-Vibe移到舌头右侧的后部，再将Z-Vibe移到舌头左侧，并重复上述步骤。将注意力集中在舌头受到的振动上。哪里感觉振动特别明显？哪里感觉振动较弱？请经常检查和比较舌头哪个部位感觉振动更强、哪个部位感觉振动较弱，这一点很重要。感受到振动的部位很快会疲劳，因此在10～15秒后换一个新的部位进行刺激。请注意，不要对舌头施加太大压力，用振动刺激舌头应该是在舒适的前提下进行的。此外，如前文所述，除了感受振动外，还请注

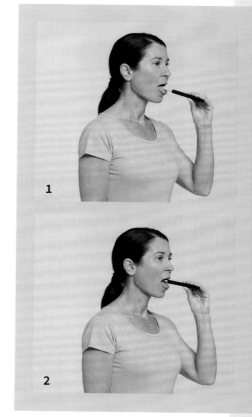

1

2

意感受Z-Vibe的表面纹理。感受不同的表面纹理可以提高注意力，另外，额外的振动刺激能使训练更有效。

▶ **变式：口腔刺激练习**

Z-Vibe除了可以刺激舌头外，还可以刺激上腭和两颊，这对后续的喉部训练尤为重要。

将Z-Vibe放在口腔中，从右侧脸颊对应的口腔内壁开始，让Z-Vibe在口腔内部从前往后移动，之后在左侧进行相同的练习。和之前一样，比较口腔两侧的感觉。最后，将Z-Vibe移到上腭前部。请注意，不要施加太大压力，在舒适的前提下将Z-Vibe向上腭后部移动。除了感受振动外，还请注意感受Z-Vibe的表面纹理，这可以让训练效果进一步提升。

▶ **口腔滚珠练习**

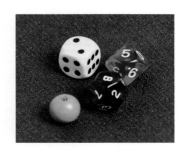

除了用Z-Vibe刺激舌头外，还可以使用小方块、小珠子或类似小物品来刺激舌头，但是注意不要让它们阻塞喉咙，造成窒息。让你的舌头感知不同物体的质地和结构，并且尽可能地让这些物体在口腔中滚动。

1. 保持舒适的站姿或坐姿，脊柱自然、放松地伸展。放松颈部、喉部、下颌和脸部。将一个小方块、小珠子或其他没有尖锐边缘的小物品放入口腔中。

2. 缓慢地在口腔中来回滚动小物品2~3分钟，在此期间用舌头、上腭和脸颊感受它的形状、表面纹理和结构。动作应该缓慢，重要的是将注意力集中在触碰和感受小物品上。舌头的两侧都能感受到小物品吗？是否能将该物品移动到口腔的每一个角落？定时更换口腔内的小物品，以反复锻炼你的注意力。

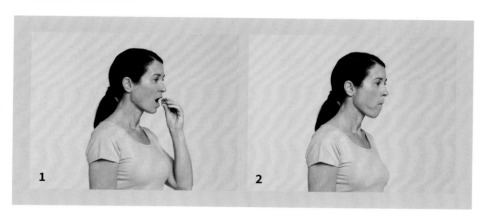

协调舌头

改善舌头的运动是本书中舌部训练的主要部分。正如前文所述，舌头的运动范围很广。越能很好地协调舌头并尽可能大范围地移动它，你从舌头上获得的信息就越多，信息的质量也会越高。舌部训练在开始时往往比较费劲，因此在训练时应始终保证足够的休息和恢复时间。

请不要操之过急，舌部训练的过程是一个缓慢且精细的过程。请你从优化舌头的位置开始，之后的舌部练习需要你逐步加强对舌头的协调和控制能力，这样才能掌握正确的训练方式。

在掌握了基本练习后，你可以尝试用节拍器来给动作提供一定的节奏，这会让你的注意力更加集中，也能激活额叶、脑干及中脑的重要区域，使舌部训练更加有效。

▶ 调整舌头位置练习

舌部训练的基本练习是在口腔内找到并保持正确的舌位。当舌头处于正确的位置时，呼吸模式就可以得到改善，还能激活重要的脑神经，并增加岛叶的供血和提升岛叶的活跃度。正确的舌位还将进一步改善颈部乃至身体的肌张力，从而显著提高头颈部的稳定性。将舌头摆在正确的位置，这可以说是最简单的训练方式之一，每天训练几次就能对你的内在体感能力产生积极的影响。一旦为舌头找到正确的位置，你在呼吸、吞咽或漱口时都应将舌头摆在那里。

在进行前庭系统训练和活动颈椎训练时，建议你也把舌头摆在正确的位置，以提高训练效果。

保持舒适的站姿或坐姿，脊柱自然、放松地伸展。放松头部、颈部和下颌，保持平稳、规律地呼吸。现在，让舌尖抵住门牙。从这里开始，将舌尖向喉咙方向移动，即向后移动大约1厘米，你将感知到上腭顶部有一个凹陷。将舌尖放在这个凹陷处，把舌头向上拱起，然后轻轻向前推。请注意，舌头前推的时候舌尖位置不变，这个动作是比较细微的。

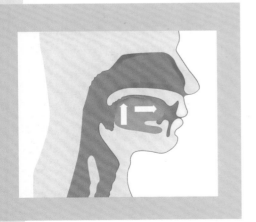

在这个过程中，不要扭曲或歪斜舌头，保持舌头左右对称。继续保持脸部和下颌放松，并逐渐尝试用尽可能少的力量让身体保持这个姿势。

▶ 舌头绕圈练习

　　舌头绕圈是最简单的舌头运动之一，它可以激活和协调大部分舌头肌肉，因此你的舌头将在这个练习中进行大量的活动。

1. 保持舒适的站姿或坐姿，脊柱自然、放松地伸展。放松颈部、脸部和下颌，平静、均匀地呼吸。现在闭上嘴唇，将舌尖放在门牙后，用舌头在紧闭的嘴唇后面绕圈。

2. 让舌头分别沿着顺时针方向和逆时针方向转动6～10次。缓慢、有控制地进行练习，并保持专注。记住舌头、嘴唇和牙齿在舌头做圆周运动时的感觉。随着时间的推移，可以尝试使舌头转更大的圈，并使舌头的运动范围尽量扩大到口腔后部。

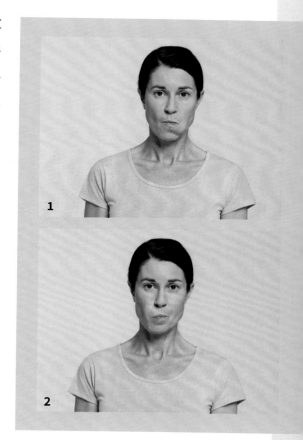

▶ **左右摆动舌头练习**

通过左右摆动舌头，你可以在更大的范围内训练舌头。与舌头绕圈练习相比，这项练习需要更多精确度、控制力和注意力。左右摆动舌头不止会为你的训练带来新的内容，也会更全面地激活岛叶。

1. 保持舒适的站姿或坐姿，脊柱自然、放松地伸展。放松颈部、脸部和下颌，嘴唇轻轻闭合，下颌微微张开，平静、均匀地呼吸。现在，把舌头摆动到右侧脸颊对应的口腔内壁。
2. 从这个位置开始，让舌头在口腔左右内壁之间来回摆动，重复这个动作20 ~ 40次。确保舌头在练习时始终保持水平，既不要倾斜舌头，也不要翻转舌头。你可以尝试将舌头想象成一个始终处于端正状态的托盘。

提示：对舌头位置的感知是本练习的一个重要部分。如果你能保持舌头的放松和平衡，你就可以根据自己的需要改变舌头运动的速度和其作用于脸颊上的压力。

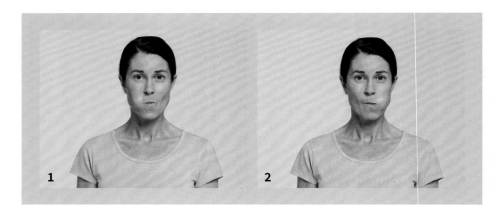

▶ **前后伸缩舌头练习**

和左右摆动舌头类似，前后伸缩舌头也是一个很好的练习方法，能进一步提高对舌头的协调和控制。要想正确地伸缩舌头，让其对称且平衡地前后移动，你需要有更多的精确度和控制力。

1. 保持舒适的站姿或坐姿，脊柱自然、放松地伸展。放松颈椎、下颌和脸部，平静、均匀地呼吸。现在，张开嘴巴，把舌头尽可能地向前伸出。

2. 接着，将舌头尽可能地向后缩回。在练习时，请让舌头平衡、舒展且均匀地来回移动，不要将其翻转。伸缩舌头时，注意只让其前后移动，不要让其上下或左右移动。本训练对舌头肌肉的控制力有一定要求，你在开始时需要多进行练习。在训练时，请对照镜子检查舌头的运动轨迹和舌头摆放的位置。

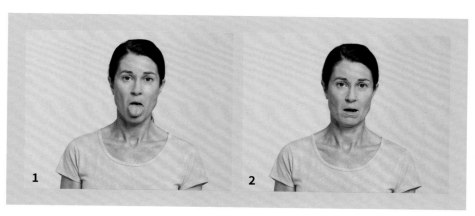

增强舌头力量

　　增强舌头的力量不仅可以让舌头有更好的协调性和控制力，还可以改善受损舌头的功能。某些原因会导致舌头肌肉不是每一寸都强健有力，如受伤、单侧咀嚼、下颌错位或调节肌张力的部分神经元或支配舌头的脑神经功能受限。下面将介绍一些简单的练习，它们可以强化舌部的重要肌肉。

▶ 强化舌部肌肉练习1：从前方向舌头施压

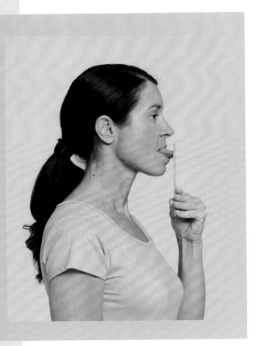

　　所需工具：小木棍。

　　保持舒适的站姿或坐姿，脊柱自然、放松地伸展。放松颈椎、下颌和脸部，平静、均匀地呼吸。伸出舌头，用小木棍或其他表面平坦的物品，从前方轻轻压住伸出来的舌头2～5秒。请注意，施加压力的大小不应该让舌头变形。接着，拿开木棍，彻底放松舌头，重复练习5～6次。

▶ **强化舌部肌肉练习2：从上方、右侧和左侧向舌头施压**

所需工具：小木棍。

1. 保持舒适的站姿或坐姿，脊柱自然、放松地伸展。放松颈椎、下颌和脸部。平静、均匀地呼吸。伸出舌头，用小木棍或其他表面平坦的物品，从上方轻轻压住伸出来的舌头2～5秒。

2. 然后将小木棍放在舌头的右侧，施压2～5秒。

3. 将小木棍放在舌头的左侧，施压2～5秒。之后拿开小木棍，完全放松舌头，重复练习5～6次。

提示：你也可单独测试和训练，从任何一个方向向舌头施压，多练习舌头肌肉力量不足的区域。

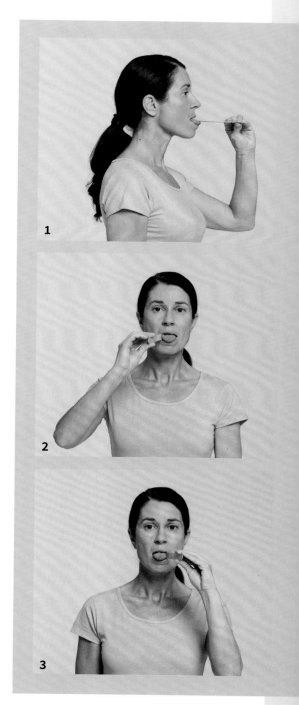

拉伸舌头

舌头和其他组织一样，能适应所承受的日常压力。舌头的部分区域承压能力较强，部分区域承压能力则相对较弱，这导致舌头会做出相应调整。主动和被动的拉伸练习可以有针对性地改善那些僵硬的、不常活动的舌部区域。为了让舌头上的各个感受器更好地收集信息并优化舌头的功能，应定期主动或被动地拉伸舌头。一方面，特定感受器会被激活；另一方面，筋膜是一个连绵的整体，舌头的筋膜组织得到拉伸，可以让其周围的筋膜组织都得到放松，从而改善其功能，尤其是颈部的稳定性和下颌的灵活性。下面将介绍两个简单的技巧，它们能使舌头得到充分的拉伸。

▶ 主动拉伸舌头练习

拉伸舌头练习是非常有效的舌部训练。请先按照第182页的练习摆正舌头位置，然后张开嘴巴进行舌头拉伸，请注意，此时舌头保持不动，停留在原位，舌头的拉伸通过张嘴的动作触发。除了能积极拉伸舌根和相关的筋膜组织外，拉伸舌头还能激活特定感受器，并增强舌头的力量。本练习可以锻炼并促进对舌头的感知力和控制力。

1. 保持舒适的站姿或坐姿，脊柱自然、放松地伸展。放松头部、脸部和颈部，均匀、平静地呼吸。将舌尖轻轻地放在上腭的第一个凹陷处，从这里开始，先将整个舌头向上拱起，轻压上腭，再轻轻地将它向前推，在该过程中应避免任何明显的外部运动。注意，你的舌头不应翻转或歪斜，而应保持对称。

2. 在不改变舌头位置的情况下，尽可能地张大嘴，缓慢地、有控制地重复
   练习8～10次。确保你的舌头始终保持对称，并尝试将你的下颌垂直向下
   移动，不要让它偏向任何一侧。

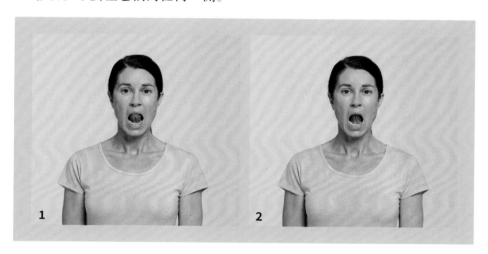

▶ **被动拉伸舌头练习**

　　所需工具：薄布。

　　除了主动拉伸外，你的舌头也可以得到被动拉伸。被动拉伸能更全面地拉
伸舌头的不同部位和结构。本节接下来向你展示的是如何用简单的方式拉伸舌
头最重要的部分。你需要一块薄布，以便安全且可控地捏住和移动你的舌头。
舌头是非常敏感的部位，因此本练习需要缓慢且小心地进行。慢慢来，以便你
能感受到这个敏感区域的张力。

1. 保持舒适的站姿或坐姿，脊柱自然、放松地伸展。尽可能放松颈部、下
   颌和脸部，均匀、平静地呼吸。手指拿着一块薄布，张开嘴，用拇指、

示指和中指通过薄布捏住舌头。

2. 轻轻地将整个舌头向前、略微向上拉动，让舌根感受到轻微的拉伸感。保持这个动作30～60秒，然后逐步将拉伸时间延长到2～5分钟。

3. 将舌头稍微向右拉动。

4. 将舌头稍微向左拉动。

5. 最后，将舌头稍微向上拉动。将拉伸感增强的地方多拉伸一段时间，时长为30秒～5分钟。你可以根据自己的需求将整个过程重复2～3次。

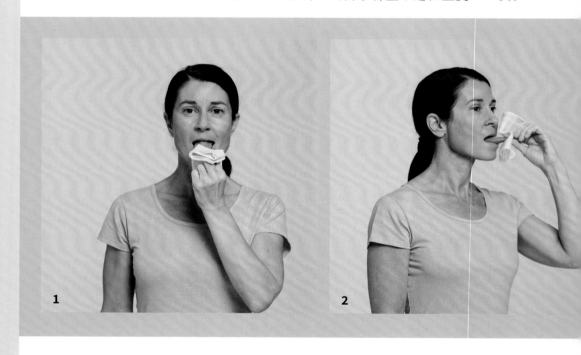

1　　　　　　　　　　　　2

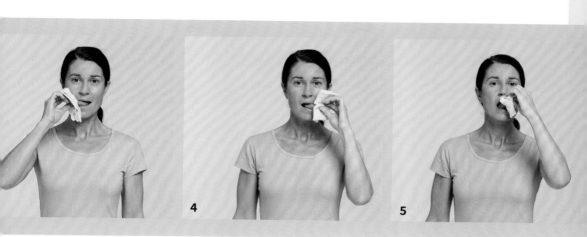

舌部训练的分类			
练习	积极	中性	暂时搁置
通过刺激提高舌头的感知力			
Z-Vibe或电动牙刷辅助下的感官刺激			
变式：口腔刺激练习			
口腔滚珠练习			
协调舌头			
调整舌头位置练习			
舌头绕圈练习			

（续表）

舌部训练的分类			
练习	积极	中性	暂时搁置
协调舌头			
左右摆动舌头练习			
前后伸缩舌头练习			
增强舌头力量			
强化舌部肌肉练习1：从前方向舌头施压			
强化舌部肌肉练习2：从上方、右侧和左侧向舌头施压			
拉伸舌头			
主动拉伸舌头练习			
被动拉伸舌头练习			

舌部训练指南

舌部训练有多种用途。第一，你可以把它作为单独的训练。舌部训练能够强烈地刺激岛叶后部，因此可以有效改善消化问题和盆底问题。此外，密集的舌部训练有利于提高身体核心的稳定性，并对呼吸、发声以及头部与颈部的稳定性产生积极影响。如果舌部训练效果很好，或者你在舌部训练中遇到很大的困难，那么你应着重训练这一方面，持续3～6周，如此一来岛叶活跃度将得到大幅而持久的提高，并且你能从之前提到的积极影响中受益。

第二，你可以将舌部训练作为内在体感训练的一部分，将其融入日常生活，每天进行几次，让自己受益于它的积极效果，这样有利于整体健康状况和内在体感能力的提升。

第三，舌部训练适合作为其他训练的准备练习。实践表明，这种强烈的刺激往往能大大提高其他训练的效果和持久性。

将舌部训练作为主要训练内容

你可能会发现，训练舌部肌肉比想象的更费劲，需要投入较多的专注力。因此，一开始你可能只能坚持练习几分钟。从每天3～4次、每次3～5分钟开始，逐渐增加训练时间，直到每天总训练时长为20～30分钟。

实践证明，把感官刺激作为舌部训练的起点是卓有成效的。首先，将使用Z-Vibe刺激舌头或在嘴里滚动一个小物品（口腔滚珠练习）作为热身练习，这样能大大提升后续舌部训练的效率和精确性。其次，进行舌部肌肉的协调性和强化练习。可以先进行舌头绕圈练习，它能明显激活相应的肌肉；接着，从舌部协调练习或强化舌部肌肉练习中选择2～3个评估结果为"积极"或"中性"的练习，持续练习几分钟；最后，如有必要，可以进行主动或被动拉伸舌头练习。

你可以按照自己的意愿选择练习，让训练多样化。为了让训练效果最大化，舌部训练应当持续进行几个星期。

将舌部训练作为内在体感训练的一部分

虽然本书建议在进行感官刺激之后进行舌部训练以达到最佳效果，但是你也可以将舌部训练融入日常生活，无须提前热身。选择评估结果为"积极"且相互之间差别最大的舌部协调练习、强化舌部肌肉练习以及拉伸舌头练习，每天进行2~3次，每次1~2分钟。

将舌部训练作为其他训练的准备练习

由于舌部训练给大脑的刺激强烈且新奇，其也很适合作为前庭系统训练、呼吸训练以及盆底训练的准备练习。可以选择2~3个评估结果为"积极"的舌部练习，在其他训练开始前练习30~60秒。你还可以在舌部训练前加入感官刺激，短短10~20秒就可以让舌部训练效果更佳。

舌部训练推荐		
应用方式	练习时长与方法	效果
作为主要训练内容	**感官热身** 进行下列练习1~2分钟： • Z-Vibe或电动牙刷辅助下的感官刺激 • 口腔滚珠练习 **整体激活** • 舌头绕圈练习，每个方向5~15圈	• 大大提高岛叶后部活跃度 • 舌部协调练习和强化舌部肌肉练习还能激活岛叶前部

（续表）

舌部训练推荐		
应用方式	练习时长与方法	效果
作为主要训练内容	**主体部分** • 选择2～3个评估结果为"积极"的舌部协调练习和强化舌部肌肉练习 • 每次2～4分钟，推荐使用节拍器 • 如有必要，以1个拉伸舌头练习作为结尾 • 开始阶段，每次3～5分钟，每天3～4次 • 逐渐增加至每天20~30分钟，划分为2～3个单元在一天内完成，持续进行3～4周	• 改善以下方面： • 消化问题 • 盆底问题 • 内在体感能力 • 整体健康状况和身体功能 • 通过激活辅助运动区提升躯体稳定性和动作能力
作为内在体感训练的一部分	• 选择1～3个评估结果为"积极"的练习 • 每次1～2分钟 • 每天2～3次	
作为其他训练的准备练习	• 选择2～3个评估结果为"积极"的练习 • 每次30～60秒	• 尤其适合作为以下训练的准备练习： • 前庭系统训练 • 呼吸训练 • 盆底训练

刺激口腔和咽部的迷走神经

　　颈部和咽部的迷走神经分支不仅分布在舌头上，还进一步蔓延到口腔和咽部的后部。与舌头类似，咽部在大脑中也有广泛的反射区，口腔和咽部训练也是内在体感训练的基石。

　　经过咽部传输到岛叶的信号主要在岛叶后部得到处理，因此该训练可以用于改善许多身体问题，尤其是消化问题。口腔和咽部可以通过简单的日常练习来训练，如漱口、哼唱、吞咽和感知液体温度。

▶ **哼唱练习**

　　哼唱能大大提高口腔、咽部以及位于这些位置的迷走神经的活跃度，可以通过多种方式来缓解和解决内在体感问题。哼唱需要持续较长的时间，至少10分钟。经常进行哼唱练习可以刺激副交感神经系统，有助于减轻焦虑。你可以在早晨上班途中跟着车载收音机播放的歌曲哼唱，也可以在洗澡时或者其他类似的情况下哼唱，这都可以在短时间内激活岛叶。尽可能有效利用时间，发挥你的创造力。在哼唱时舌头应位于第182页介绍的正确舌位上。

　　保持舒适的站姿或坐姿，脊柱自然、放松地伸展。均匀、平静地呼吸。微微低头，鼻子下降1~2厘米，保持放松。如果你已经掌握了舌部训练，请把舌头摆放在正确的位置。哼唱10~30秒。如果你在开始阶段总是不时地停下，不得不重新开始哼唱，这没什么大不了的。对初学者来说这是完全正常的，随着时间的推移这种情况会得到改善。

哼唱一段时间后，请将注意力转到咽部，感受这里因哼唱产生的振动。这里两边的振动一样吗？是否某一侧的振动比另一侧的更明显一些？如果某一侧的振动更明显，建议你将注意力更多集中在振动不太明显的一侧。

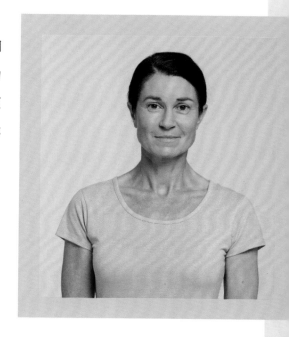

▶ **变式：不同音高的哼唱练习**

哼唱的内容没有定式，而且可以经常改变。请在哼唱时注意调整音高，练习过程如上所述，尝试用较低或较高的音调哼唱让练习更丰富。改变音高是训练咽部和激活位于咽部的迷走神经最简单且最有效的方法之一。

▶ **咽部震动漱口练习**

所需工具：一杯水。

与哼唱类似，震动咽部的漱口法也会引起强烈的内在体感刺激。一方面，迷走神经参与漱口动作本身的执行；另一方面，对参与漱口动作的相关结构以及水的运动、成分和温度的感知也是内在体感的一部分。

虽然这个练习听起来轻而易举，但是很多人意外地在练习时遇到了困难。如果你在咽部震动漱口练习中遇到了困难，本书建议你通过以下练习对咽部震动漱口练习所涉及的咽部肌肉、神经结构进行热身，持续20～30秒：舌头绕圈练习、Z-Vibe或电动牙刷辅助下的感官刺激、哼唱练习或振动牙齿练习。

1. 保持舒适的站姿或坐姿，脊柱自然、放松地伸展。均匀、平静地呼吸。含一小口水在嘴里。

2. 将头部向后仰，使水流流向咽喉，咽部发力使水产生震动，持续10～20秒。如果需要，可以每隔一段时间先中断练习，再重新开始。确保在练习时头部的后仰程度是让你感到舒适的。在逐渐掌握该练习后，就要把注意力集中在感知漱口动作本身上。注意感受咽部两侧是同样参与漱口动作，还是某一侧动作幅度更大。如果某一侧更多地参与漱口动作，那么请多注意另一侧咽部的运动并尝试更好地控制它。

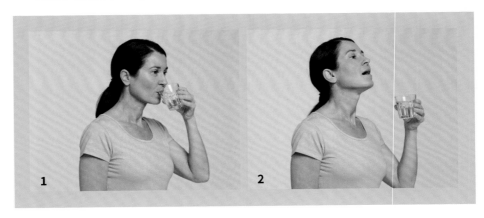

▶ **变式：变温咽部震动漱口练习**

所需工具：几杯不同温度的水。

在这个变式中，请用几杯不同温度的水漱口。感知不同温度会让感官受到额外的刺激。用不同温度的水漱口可以同时训练运动能力、协调性以及对温度的感知能力，这能够进一步激活岛叶。注意确保水温都在让你感到舒适的范围内。

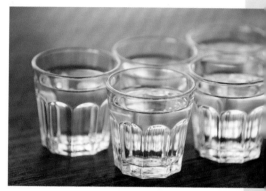

准备一杯温水，一杯凉水。保持舒适的站姿或坐姿，脊柱自然、放松地伸展。含一口温水，将头部向后仰，使水流流向咽喉，咽部发力使水产生震动，持续10～20秒。吐出温水，含一口凉水重复上述操作。有意识地感受水在喉部的运动和温度。注意感受咽部两侧对不同水温的感受是否一样，是否某一侧难以感受到水温以及两杯水温度的变化？如果两侧咽部的感受有所差异，建议你将注意力集中在感受不太明显的一侧。

▶ **吞咽练习**

所需工具：一杯水。

与哼唱练习和咽部震动漱口练习一样，吞咽练习也是一个高强度的内在体感练习，很多人也在吞咽练习中遭遇了困难。

正常情况下，你应该能随时连续进行4～5次"干吞咽"，即在没有液体的情况下做出吞咽动作。你能否做到这一点？为了减小难度，本书建议从吞咽液体开始。如果在吞咽过程中遇到困难，可以通过舌头绕圈练习、Z-Vibe或电动牙刷辅助下的感官刺激、哼唱练习或振动牙齿练习来为这个练习做准备，进行20～30秒即可。在吞咽时，舌头应当在正确的位置上。

1. 保持舒适的站姿或坐姿，脊柱自然、放松地伸展。均匀、平静地呼吸。含一小口水。如果你已经掌握了舌部训练，请把舌头放到正确的位置上。

2. 尽可能多次地吞咽水，连续做吞咽动作，总共吞咽10～20次。在逐渐掌握本练习后，你就可以将注意力放在水上，以及感受咽部的某一侧是否更多或更少地参与到吞咽过程中。如果某一侧的参与程度较低，请试着使其更多地参与到吞咽过程中来。

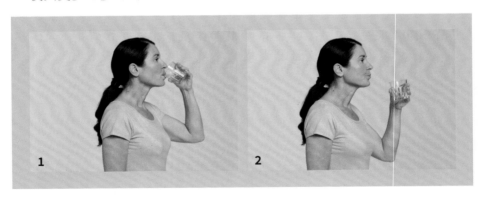

刺激口腔和咽部的迷走神经训练的分类			
练习	积极	中性	暂时搁置
哼唱练习			
变式：不同音高的哼唱练习			
咽部震动漱口练习			
变式：变温咽部震动漱口练习			
吞咽练习			

激活口腔和咽部的迷走神经训练指南

针对口腔和咽部感知方面的训练，就像舌部训练一样，可以根据目标的不同分为三种：作为主要训练内容、作为内在体感训练的一部分或者作为其他训练的准备练习。刺激口腔和咽部的迷走神经分支可以激活岛叶后部。因此，作为单独的主体训练，本训练尤其适合解决身体病痛问题，特别是消化问题。如果密集地进行哼唱训练，副交感神经系统就能够得到有力的刺激，从而缓解焦虑和抑郁情绪。激活口腔和咽部的迷走神经分支训练也可作为内在体感训练的一部分，以小单元的形式在一天内完成。再加上其他方面的内在体感训练，总训练时长应达到20～30分钟。当然，你也可以通过本训练来给其他训练热身。

将激活口腔和咽部的迷走神经作为主要训练内容

实践证明，和舌部训练类似，在咽部训练前进行感官刺激热身是非常有效的。可以使用Z-Vibe或者其他类似装置刺激口腔和咽部，也可以选取1~2个对你来说评估结果为"积极"的舌部训练。例如，振动牙齿10~20秒就是有效的热身方法，这能降低后续咽部训练的难度。热身之后，应直接开始咽部训练，每天重复2~3次。咽部训练应该像舌部训练一样持续3~4周，以达到最佳和最持久的效果。

将激活口腔和咽部的迷走神经作为内在体感训练的一部分

你也可以将咽部训练轻松融入体感训练，开始前无须进行热身。你每天需进行2~3次咽部练习中的一项，持续1~2分钟。你可以刷完牙后用温水漱口，在淋浴时哼唱，或在车上小声唱歌；你也可以养成习惯——在喝下每杯饮料的第一口时有意识地关注自己的舌头是否摆放在正确的位置上。

将激活口腔和咽部的迷走神经作为其他训练的准备练习

咽部训练很适合作为舌部训练和盆底训练的准备训练。选择2~3个激活咽部的练习，在其他训练开始前进行30~60秒。

激活口腔和咽部的迷走神经训练推荐		
应用方式	练习时长与方法	效果

作为主要训练内容	**感官热身**
	进行下列练习1~2分钟：
	• Z-Vibe或电动牙刷辅助下的感官刺激，包括变式：口腔刺激练习
	• 振动牙齿练习
	• 1~2个评估结果为"积极"的舌部练习
	主体部分
	• 2~3个评估结果为"积极"的练习
	• 每次3~5分钟（在开始阶段2~3分钟）
	• 每天2~3次
	• 持续3~4周
		• 激活岛叶后部
		• 改善以下方面：
		  • 消化问题
		  • 焦虑和抑郁情绪，长时间哼唱尤其有用

作为内在体感训练的一部分	• 选择1~2个评估结果为"积极"的练习 • 每次1~2分钟 • 每天2~3次	

作为其他训练的准备练习	• 选择2~3个评估结果为"积极"的练习
	• 每次30~60秒
		• 适合作为以下训练的准备练习：
		  • 舌部训练
		  • 盆底训练

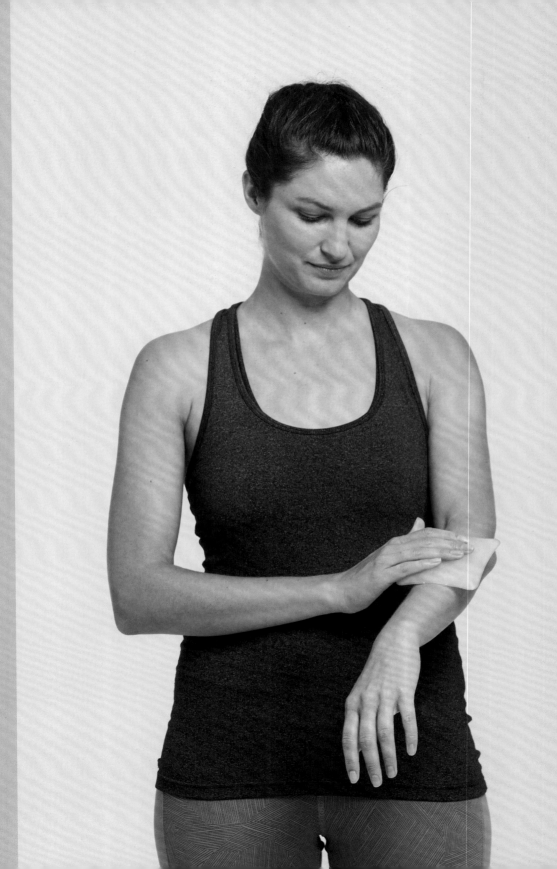

第六章

打造完整内在体感系统：
触觉、听觉、视觉训练

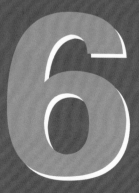

缺一不可的感官

通常只有在某种感官不再正常运作时，我们才会注意到感官知觉对我们的日常活动、执行能力以及健康来说多么重要。现代化的生活方式在很大程度上导致了部分感官的退化，这对大脑处理一般信息和来自身体内部的信息来说都存在负面影响。正如第一章所介绍的，大脑需要收集来自环境、运动动作和身体内部的所有信息，以便根据感知到的整体情况将自主神经系统调整至最佳状态。这些信息有助于大脑确定当前情况下所需要的交感神经系统和副交感神经系统的活跃度。自主神经系统内部的交感神经系统和副交感神经系统之间的关系是由岛叶负责调节的。

为了更好地阐述这个复杂的主题，本书在这一章中专门讨论了如何改善影响内在体感的触觉和听觉，以及如何通过放松眼部来激活副交感神经系统。本章所介绍的几个方面，如定位、区分声音信号以及感知压力和温度的差异，在当今往往是被忽视的。事实上，来自触觉、听觉和视觉的信息的质量对内在体感来说十分重要，它们的改善能够激活岛叶，从而提高内在体感能力。感官信息的整合是实现最佳内在体感的又一关键，也是改善健康和身体功能的基础。

首先，本章将通过冷暖感知和对皮肤与内脏施加压力的练习激活C纤维。C纤维是一种特殊的神经纤维，它通过自己的神经末梢传递不同类型的信息。与迷走神经类似，C纤维向岛叶后部传输大量感官信息，因此活化C纤维能有针对性且明显地激活岛叶。

接着，本章将介绍如何通过锻炼听觉的一个特殊方面，即声学信号在空间中的定位和区分，来激活岛叶中部的特殊区域，来自听觉的信息都是在这里得到处理的。这种练习能够提高岛叶的信息整合能力，从而优化整体训练效果以及改善内在体感。

最后，本章将向你展示如何通过简单的练习有针对性地放松眼部，这样就能激活副交感神经系统，从而更简单更快速地减轻压力。

感知温度差异

身体的一个重要功能就是调节自身的温度。如果身体没有调节体温至合适水平这一自主过程的能力，生命就不可能存在。可以说，调节温度的能力是维持有机体整个新陈代谢过程的先决条件。正如第一章所介绍的，此功能由岛叶后部的感觉皮层负责。皮肤中的温度感受器接收温度信息，岛叶后部对此进行评估。因此，你可以通过让身体感知适度的冷热来有意识地激活感觉皮层。你可以使用热敷袋或冷敷袋，也可以摩擦双手让其变热，将其放到皮肤上。触摸金属或使用不同温度的水洗澡也是激活温度感受器的方法。只要尽可能长时间地让皮肤受到温热和寒冷的刺激，就能大幅度提升岛叶的活跃度。在实践中，你可以用腰带将热敷袋或冷敷袋固定在身体上。对不同温度的感知很适合与内在体感训练的其他方面结合起来，如与呼吸训练或者盆底训练结合起来，提高整体的训练效果。

▶ 冷热感知练习

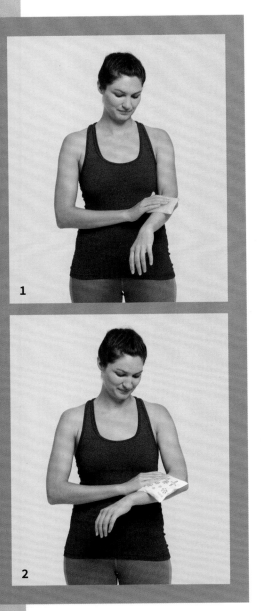

所需工具：热敷袋和冷敷袋。

通过让身体暴露在不同温度之下来激活体温调节机制的一个简单方法，就是将冷或暖的物体放在身体上或者用其在身体上摩擦。为此，你可以使用所有能引发温度差异并让人感受到这种差异的辅助工具，如热敷袋、冷敷袋或冰镇后的饮料瓶。

1. 保持舒适的坐姿、站姿或躺姿。脊柱自然、放松地伸展。平静、均匀地呼吸。选择一个热敷袋，如加热垫，轻轻将其放在你的左臂上，用它抚摸你的左臂，持续30～60秒，接着将其放到左腿上，用它持续抚摸左腿30～60秒。接下来换到右侧，也缓慢、轻柔地抚摸你的右臂和右腿，各持续30～60秒。左侧和右侧感受到的温度是一样的吗？手臂和腿部感受到的温度是否存在差异？再将热敷袋放在躯干的不同部位，包括腹部、胸部和背部，这些部位对温度的感受如何？

2. 换成冷敷袋。步骤与之前相同，用其抚摸身体的不同部位。确保冷敷袋只有凉意，而不是冰冷的。

▶ 变式：长时间冷热感知练习

让身体感知温度及其差异的另一种方法是将温暖的或者冷的物体放在身体某个部位上较长的时间。如果这对你有积极作用，那么这个变式练习的评估结果为"积极"。这种对岛叶后部密集且持久的刺激会提高整体内在体感能力，还能调节压力。腹部长时间感受到温暖能激活副交感神经系统，让放松程度得到提升。

冷热感知训练的分类			
练习	积极	中性	暂时搁置
冷热感知练习			
变式：长时间冷热感知练习			

冷热感知训练指南

和本书中其他训练一样，你可以将冷热感知训练融入日常生活，无须花费过多精力。通过这种方式训练内在体感以及岛叶，可以改善身体健康状况。如果希望着重提高这方面的感知能力，你可以将其作为独立的训练内容，每天进行10~15分钟。

热疗法和冷疗法对集中激活岛叶后部尤为有效，并对疼痛缓解以及情绪调节有着积极的影响。相比之下，热疗法的效果会更明显一些。

如果感知温暖和寒冷（适度）的练习对你来说效果明显，可以延长练习时长至20～30分钟。可以在日常活动中，如干家务、在电脑前工作、看电视或者阅读时，将热敷袋或者冷敷袋放在腹部，也可以每晚入睡前将热敷袋放在自己的腹部上。

你也可以将冷热感知训练作为一个短时的激活训练，以丰富内在体感整体训练的内容。训练的首要目的是改善整体健康状况和提高内在体感能力。为此，你只需将冷热感知训练融入日常活动，每天进行2～3次，每次1～2分钟即可，注意，岛叶的总训练时长至少要达到20分钟。冷热感知训练也可以作为其他训练的准备练习。可以进行1～2分钟的冷热感知训练，以激活岛叶后部，从而提升后续其他训练的整体效果。

整合不同练习

可以做个实验，将冷热感知训练和其他训练结合起来，这能够提升个别练习的效果。如果同时结合多个练习，对大脑的刺激强度和整体训练效果都会得到提高。更多相关信息可以查阅第八章。下面是几种可能的组合。

- 在护腰带练习中使用热敷袋。

- 用温热的精油进行深度压力按摩，以提高内在体感能力。

- 将冷热感知训练和呼吸训练、盆底训练结合起来，即在进行呼吸训练和盆底训练时，将热敷袋放在腹部。

　　如果你想将冷热感知训练和其他训练结合起来，本书建议你在运动时经常关注对温度的感知。例如，将注意力从呼吸训练或盆底训练本身转移到对身体和周围环境温暖或寒冷（适度）的感知上去，并有意识地持续一段时间。这种注意力的转移会让大脑更积极地整合有关温度的信息，同时提高整体的训练效果。

冷热感知训练推荐

应用方式	练习时长与方法	效果
作为主要训练内容	• 每天10～15分钟 • 如果效果显著，可以每天进行20～30分钟	• 激活岛叶后部 • 改善以下方面： 　• 慢性疼痛 　• 抑郁情绪 　• 焦虑情绪
作为内在体感训练的一部分	• 每次1～2分钟 • 每天2～3次	
作为其他训练的准备练习	• 每次1～2分钟 • 选择评估结果为"积极"的练习	• 激活岛叶后部 • 改善整体训练效果
和其他训练结合起来	方法： • 将热敷袋固定在护腰带下	• 激活岛叶后部

（续表）

感知冷热的训练推荐		
应用方式	练习时长与方法	效果
和其他训练结合起来	• 使用温热的精油进行压力按摩 • 进行呼吸训练或盆底训练时，将热敷袋置于腹部	• 改善以下方面： 　• 慢性疼痛 　• 消化问题 　• 情绪管理 　• 焦虑情绪 　• 抑郁情绪 　• 盆底问题

压力与深层按摩

迷走神经和C纤维还广泛分布于胸部和内脏这些重要区域（见第10页迷走神经走向图）。因此，按摩和其他刺激胸腹的方法都能有效激活迷走神经和大量的C纤维，从而向岛叶后部传递丰富的感觉信息。

压力按摩

在以下的两个练习中，请深入地按压胸部和腹部，各持续3～5分钟。最好预先让按摩精油处于温热的状态，以进一步增强对岛叶的影响。如果压力按摩对你来说效果不错，可以每天进行2～3次。

▶ **胸部按摩练习**

保持舒适的坐姿或站姿，脊柱自然、放松地伸展。平静、均匀地呼吸。用拇指或示指和中指一起按摩胸部的肌肉，持续2～3分钟。按摩时，用手指在胸肌上画小圆圈，或者从胸部中间的胸骨出发向腋窝的位置画直线。确保胸肌的所有部分都被按摩到位。刚开始，力度保持轻微或中等强度，在自身感觉良好的情况下，力度可以增加，但是始终需要保持在你能接受的范围内。

提示：请通过评估来检查哪种力度对你和你的神经系统效果最佳。灵活性测试和疼痛程度测试都很适合。

▶ **腹部按摩练习**

保持舒适的坐姿或站姿，脊柱自然、放松地伸展。平静、均匀地呼吸。按摩腹部3～5分钟。可以同时使用示指、中指和环指，以更好地分配力量，也可以两只手一起用力。与胸部按摩练习一样，用手指在腹部上画小圆圈。确保腹部的所有部分都被按摩到位。刚开始，力度保持轻微或中等强度，在自身感觉良好的情况下，力度可以增加，但是始终需要保持在你能接受的范围内。

提示：请通过评估来检查哪种力度对你和你的神经系统效果最佳。灵活性测试和疼痛程度测试都很适合。

▶ 护腰带练习

所需工具：护腰带。

除按摩外，还可以用弹性束带对腹部施加压力。弹性束带能让皮肤，肌肉以及内部器官感受到压力，从而让C纤维被激活并受到持久的刺激。此外，这种压力能激活迷走神经。因此，佩戴护腰带是向岛叶发送大量内在体感信息的理想选择。这种简单的方式可以让你无须付出更多精力就能较长时间地刺激岛叶。无论在休息时间、工作时间还是其他训练中，佩戴护腰带都是一种有效的方法。

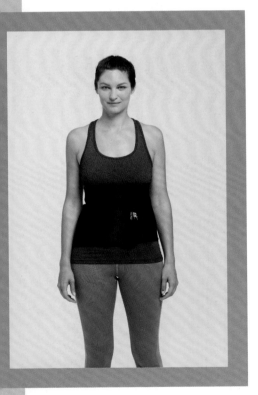

双脚分开，与髋同宽。脊柱自然、放松地伸展。平静、均匀地呼吸。用护腰带围住腹部并拉紧。确保护腰带紧紧束缚住腹部，但注意其松紧度需要让你感到舒适。你可以从左向右，或从右向左在腹部缠绕护腰带。通常情况下会有一个方向能够产生更好的结果，请通过评估测试两个方向的效果。可以每次佩戴20分钟～1小时，每天2～3次。

压力与深层按摩训练的分类			
练习	积极	中性	暂时搁置
轻微压力按摩练习			
护腰带练习			

压力与深层按摩训练指南

本书建议你每天至少进行10分钟的按摩，以通过按摩带来的压力激活C纤维。每次佩戴护腰带至少20分钟才能产生良好的效果。实践证明，每天佩戴护腰带超过1小时可达到最佳和最持久的效果。护腰带的使用方法非常简单，它可以和其他训练结合起来，如在舌部训练、呼吸训练、盆底训练和前庭系统训练中使用，以优化各种训练对岛叶的影响。

压力与深层按摩训练推荐		
应用方式	练习时长与方法	效果
作为主要训练内容	• 1个评估结果为"积极"的练习 　• 胸部按摩练习 　• 腹部按摩练习 • 每天至少10分钟	• 激活岛叶后部 • 改善以下方面： 　• 消化问题 　• 情绪管理 　• 焦虑情绪 　• 抑郁情绪
作为持久刺激岛叶的手段	• 佩戴护腰带20分钟或数小时	
作为内在体感训练的一部分，和其他训练结合起来	在以下训练中佩戴护腰带： • 呼吸训练 • 舌部训练 • 盆底训练 • 前庭系统训练	• 激活岛叶后部 • 强化训练效果

声音定位与区分

感知和正确分类环境中的声音对人们的安全和生存来说至关重要。大脑如果不能感知和评估声音的来源以及含义，就无法收集所有与内在体感有关的重要信息。声音定位能够激活岛叶中部，因为这里负责评估和整合与声音信号有关的各个方面。此外，声音定位在空间定位和环境安全性评估中发挥着关键作用，对记忆力、脊柱和身体的稳定性也有积极的影响。定位能力差往往伴随着自我认知缺陷。通过以下练习激活岛叶中部的这个特殊区域，能够提高解读和整合来自身体内部信息的能力。提升判定声音方向的能力也有助于稳定身体，并普遍降低压力水平。

▶ **声音定位练习**

声音定位练习是训练岛叶中部、提高感觉信息整合能力的一个简单、有趣的方法。请找一位训练搭档发出声音，并对你定位的准确性做出反馈。

1. 保持舒适的坐姿或站姿。脊柱自然、放松地伸展。平静、均匀地呼吸。训练搭档与你保持1.5～2米的距离。闭上眼睛，保持放松，仔细听空间中的声音，判断其来源。训练搭档弹响手指发出声音。

2. 用手指准确指向你听到的声音的来源，即训练搭档弹响手指的那只手。

3. 保持手指的动作，睁开眼睛，检查自己的判断是否正确。

4. 如果判断错误，就将手指指向正确的方向。接着再次闭上眼睛，训练搭档换一个地方弹响手指发出声音。持续练习3～5分钟。关键在于训练搭档弹响手指的位置范围需要覆盖空间中的所有区域，包括右下和右上、左下和左上、中下和中上。有没有哪一个区域的声音你特别难以辨别？如有，请更多地针对这一区域进行声音定位练习。

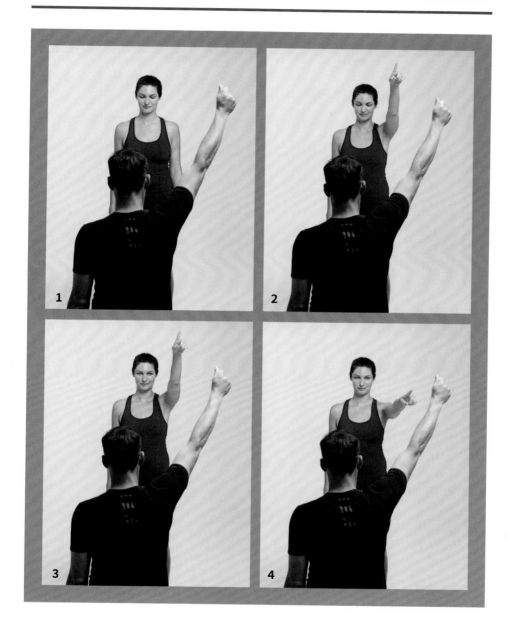

▶ 变式1：不同音量的声音定位练习

为了让练习更多变且更高效，可以改变弹响手指的音量大小。这会增加定位音源的难度，有助于提高专注力。

▶ 变式2：不同频率的声音定位练习

所需工具：能发出不同频率声音的手机。

一般来说，人在某个特定频率范围内会出现对声音定位不准的问题。岛叶负责对不同频率的声音进行处理和分类。为了激活这个区域，需要使用一部能发出不同频率声音的手机。你可以在手机上下载一个能发出不同频率声音的应用程序。为了让练习尽可能全面，本书建议该应用程序应当涵盖以下频率：50赫兹、500赫兹以及10 000赫兹。当然，这三个频率之间的频率也可以纳入练习。

1. 保持舒适的坐姿或站姿。脊柱自然、放松地伸展。平静、均匀地呼吸。训练搭档与你保持1.5～2米的距离。闭上眼睛，保持放松，仔细听空间中的声音，判断其来源。训练搭档选择一个声音频率，将手机举起，播放声音2～3秒。

2. 用手指准确指向你认为的声音源头。

3. 保持手指的动作，睁开眼睛，检查自己的判断是否正确。

4. 如果判断错误，就将手指指向正确的方向。接着再次闭上眼睛，训练搭档换一个地方播放音频。持续练习3～5分钟。关键在于训练搭档播放声音的位置范围需要覆盖空间中的所有区域，包括右下和右上、左下和左上、中下和中上。改变频率，再次重复上面的练习。有没有哪一个频率的声音你特别难以辨别？如有，请更多地针对这一频率进行声音定位练习。

提示： 在经过了足够的练习之后，可以让训练搭档在改变位置时直接改变声音的频率，让练习更具挑战性，进一步提高岛叶的分辨和整合能力。

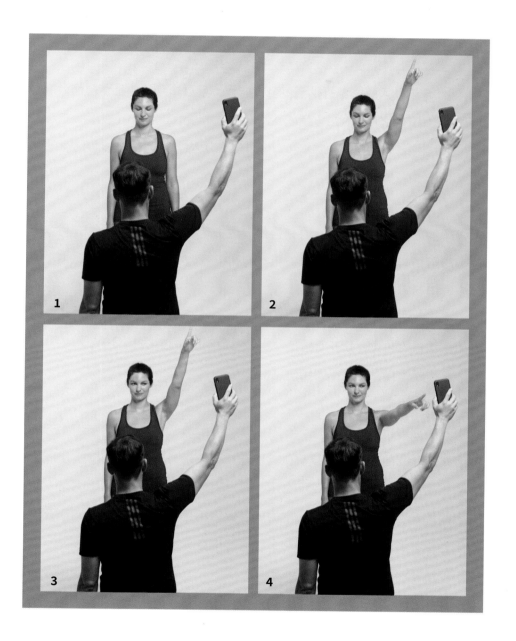

▶ 动态定位练习

所需工具：能持续发出声音的手机。

能够连续发声的音源提供了更多可能性，可以让练习变得更加高效和多变。除了对声音信号的静态定位以外，声音定位与区分训练还包括跟踪音源，即定位动态音源。练习方式基本和声音定位练习方式一样，但是你的手指要跟随变化的音源位置而移动。

1. 保持舒适的坐姿或站姿。脊柱自然、放松地伸展。平静、均匀地呼吸。训练搭档与你保持1.5~2米的距离。闭上眼睛，保持放松，仔细听空间中的声音，判断其来源。训练搭档开始播放声音。

2. 用手指准确指向你认为的声音源头。

3. 保持手指的动作，睁开眼睛，检查自己的判断是否正确。

4. 如果判断错误，就将手指指向正确的方向。

5. 再次闭上眼睛。

6. 现在，训练搭档开始缓慢、稳定地移动音源的位置，你的手指则需要一直跟随变化的音源位置移动。当你开始不能判断音源的位置时，训练搭档需要提醒你，让你重新开始练习。持续练习3~5分钟。训练中，声音的位置范围需要覆盖空间中的所有区域，包括右下和右上、左下和左上、中下和中上。有没有哪一个区域的声音你特别难以辨别？如有，请更多地针对这一区域进行声音定位练习。

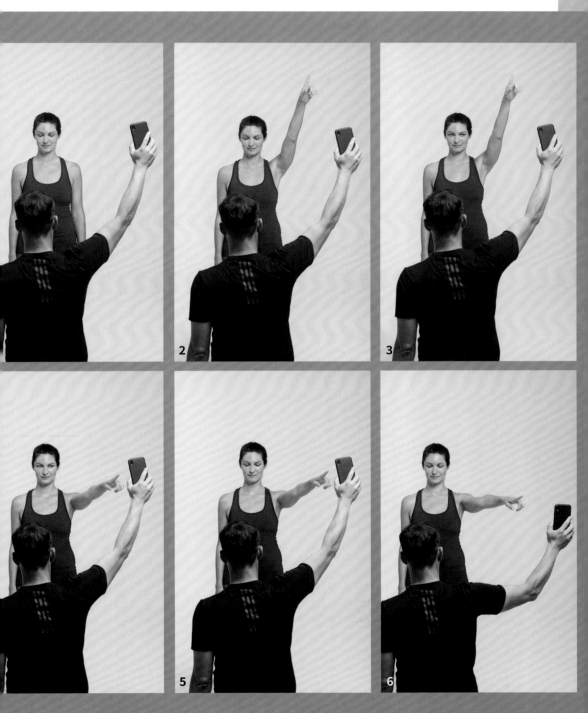

改善声音信息整合的辅助工具

当今，生活条件的改变使很多人在整合感官信息方面都遇到了困难。因此，许多公司都致力开发改善感官信息整合的辅助工具。这些辅助工具能够帮助你在日常生活中用省时省力的方式进行训练，同时保证高度的针对性和有效性。

我推荐一类音频反馈耳机，这类耳机会通过麦克风记录你的语音，并通过骨传导的方式让你接收语音信号。同时，你可以通过空气传导的方式听见自己的声音。你的大脑需要区分、整合这两种不同的声音信号。这类音频反馈耳机特别适合在朗读课文的场景中应用，如果你想更好地学习或理解一门语言，朗读外文文本的效果会更明显。这除了能提高学习语言的效率以外，也会大大提升岛叶的活跃度。你也可以在佩戴耳机时进行正常的对话或者打电话，关键在于你需要说话。

声音定位与区分的训练分类			
练习	积极	中性	暂时搁置
声音定位练习			
变式1：不同音量的声音定位练习			
变式2：不同频率的声音定位练习			
动态定位练习			
使用音频反馈耳机			

声音定位与区分训练指南

　　如果你希望进一步补充训练内容以提升岛叶活跃度，就可以将本训练作为其他训练的热身运动。区分声音信号能够激活岛叶的所有部分，尤其是岛叶中间，即整合感官信息的区域。传入信号的整合程度越高，随后训练的效果及其持续性就越明显。你如果将本训练作为其他训练的准备练习或者与其结合，可以选取评估结果为"积极"的练习，持续进行3～5分钟。

如果你发现定位声音来源对你来说有困难，或者训练对你的效果尤为明显，从而希望进行更多这方面的练习，那么本书建议你在几周内专注于声音定位与区分训练。为此，每天至少需要训练10分钟，可以将其分为2~3个小单元。

声音定位与区分训练推荐		
应用方式	练习时长与方法	效果
作为主要训练内容	• 选择任意评估结果为"积极"或"中性"的练习的组合 • 每天10~15分钟 • 划分为2~3个小单元	• 激活岛叶整体 • 改善以下方面： 　• 慢性疼痛 　• 内在体感能力 　• 整体健康状况和身体功能
作为内在体感训练的一部分	• 选择1个评估结果为"积极"的练习 • 每次2~5分钟 • 每天1~2次	
使用音频反馈耳机	• 请按照制造商的说明使用	
作为其他训练的准备练习	• 选择1~2个评估结果为"积极"的练习 • 每天3~5分钟	• 为其他所有练习作好准备

放松眼部

在现代数字化的世界中，视觉系统不断暴露在大量的刺激之下。无论是手机、电脑、电视，还是商场和地铁站，都会造成视觉刺激过载：你的视觉系统每天都在承受着极大的压力。信息不断通过眼睛被传送到大脑，而大脑必须处理、整合这些信息。这意味着大脑要做很多工作，为此消耗巨大的能量。与之相关的脑区不断受到刺激，很少有休息的机会。因此，比起刺激视觉系统，我们要做的是为其减负。

视觉数据在中脑得到处理，这个区域恰恰与交感神经系统密切相关。这意味着，当视觉刺激过载时，交感神经系统（也就是让你兴奋的神经系统）就会一直处于待命状态，而副交感神经系统（也就是让你休息的神经系统）则没有发挥作用的余地。因此，要想缓解压力，改善交感神经系统和副交感神经系统间的平衡，一个重要方面就是缓解视觉系统的压力，使其放松。

睫状肌的重要性

睫状肌是一个环形的眼部肌肉，因对自主神经系统的影响而引人关注。它能改变晶状体的形状，调整焦距，从而让你能看清近处和远处的物体。让睫状肌将焦距从近处调整到远处的是第3对脑神经，这对脑神经与副交感神经系统有直接联系，因此能够减轻压力和激活副交感神经系统。下面，本章将首先介绍两种有助于快速放松视觉系统，从而降低压力水平的练习；接着介绍针对睫状肌的练习，以激活副交感神经系统，促进身体的恢复。

▶ 遮眼和眨眼练习

遮住眼睛，让眼睛周围的环境变暗，无疑是使视觉系统平静下来并缓解眼部压力最有效的方法之一。为此，你只需要用你的双手遮住眼睛，并保持1~2分钟的静止即可。最后，本练习会以快速眨眼结束，这个动作可以让人进一步放松。

1. 保持舒适的坐姿或站姿。脊柱自然、放松地伸展。平静、均匀地呼吸。轻轻摩擦双手直至手心微微发热。
2. 双手五指尽量并拢，共同窝成浅浅的小碗形状，双手手指部分交叠在一起。注意，并拢的手指不可让光线透过。
3. 闭上双眼，用温热的双手遮住眼睛。注意，双手不要接触眼睛。眼睛保持平静、放松。感受眼前的景象越来越暗，以及眼前的景象是如何一点点变暗的。在开始时，你会经常感知到朦胧的光影、图案或闪烁，这是正常的，随着练习次数的增加，这种情况会逐渐减少，直至消失。持续练习，直至你的眼前呈现一片深黑色。

4a和4b. 放下双手，快速眨眼2~3秒放松眼皮。

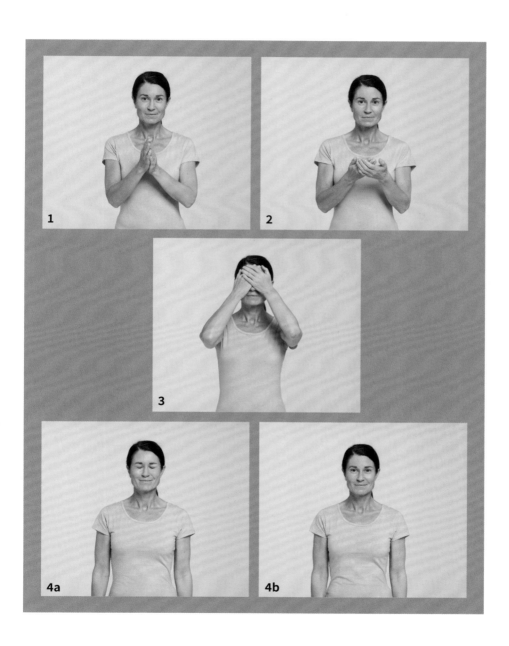

▶ 眼部按摩练习

除了视觉信息过载之外，眼部肌肉训练不足往往也是眼睛无法放松的原因之一。戴眼镜、脑神经或前庭系统有轻微的功能缺陷、眼睛在日常生活中活动较少，都可能导致眼部肌肉不能以最佳状态工作或始终保持紧张状态。这些眼部肌肉长期处于紧张状态会导致其功能受限。因此，按摩眼部肌肉是放松和训练视觉系统的一个好方法。如果观察一下这些肌肉的解剖位置，你会发现它们附着在环绕眼眶的骨骼边缘上，很容易就能触摸到，因此可以用手指对这些肌肉进行按摩。

1. 保持舒适的坐姿或站姿。脊柱自然、放松地伸展。平静、均匀地呼吸。闭上眼睛，用示指从上到下、从里到外感受眼眶周围的骨骼，顺着这些骨骼的边缘轻轻向眼眶内滑动，直到抚摸到骨骼微微的凹陷。从眼眶周围上边缘的内侧开始按摩，将示指放在上边缘的内侧，轻轻按压3～5秒，接着用示指打圈按摩肌肉附着处，顺时针和逆时针各5秒。

2. 将示指移至眼眶周围上边缘的中部，用同样的手法按摩，先轻轻按压3～5秒，再顺时针和逆时针按摩各5秒。

3. 以同样的手法按摩眼眶周围上边缘的外侧。

4. 接着按摩眼眶周围下边缘，从外侧开始。按摩肌肉附着处。

5. 将示指移至眼眶周围下边缘的中部进行按摩。

6. 最后按摩眼眶周围下边缘的内侧，先轻轻按压，再打圈按摩。

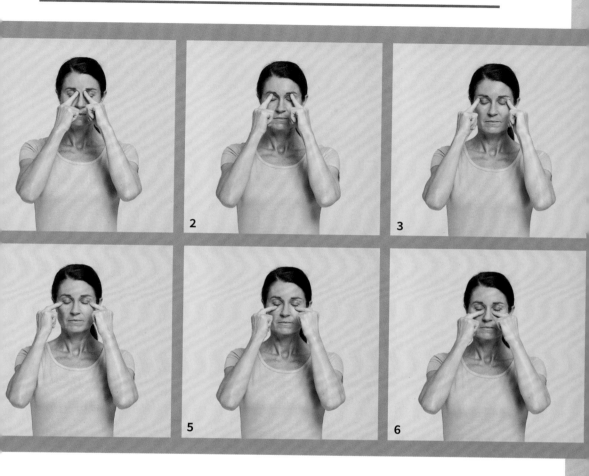

重点关注最紧张的部位

　　为了在保证较高的训练效率的同时达到最好的效果，可以将练习重点放在最紧张的眼部肌肉上。为此，请你用示指去感受各部分肌肉的紧张程度，并进行比较。是否某个部位的肌肉更紧张一些？通常情况下，眼眶内侧，即鼻子一侧的肌肉可能更紧张。如果某些区域的紧张程度明显高于其他区域的，可以有针对性地按摩这些区域，以迅速取得良好的效果。

▶ **对焦练习**

所需工具：两张训练卡，一个节拍器。

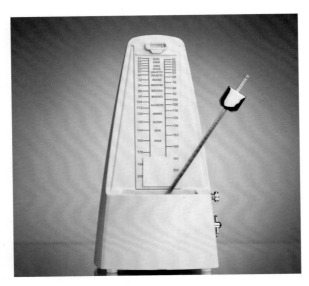

前文关于睫状肌的介绍已经说明，从近处到远处进行焦点切换是一个通过眼部来激活副交感神经系统的好方法。当节奏固定时，对焦会更容易一些。因此，你如果觉得焦点切换和视力调节比预期更困难，可以使用节拍器设定一个固定的节奏。实践表明，开始练习时节奏保持在每分钟60~70次为宜。如果评估结果不好，或者你觉得这个节奏过快，使你产生了压力，你可以降低节奏，从每分钟45次左右开始。在其他情况下，无须使用节拍器。

如果对照练习太费力

事实证明，有时视觉目标切换会比较费力，容易让人紧张。在这种情况下，你应当暂时搁置这一练习，以后再尝试。

为了在这个练习中进一步提高内在体感能力，在练习一段时间后，你可以按照身体的内在节奏来进行视觉目标的切换。你能根据呼吸的节奏，甚至心跳的节奏来远近切换视觉目标吗？如果你能利用身体自身的节奏进行练习，那么你的内在体感就前进了一大步。

```
Y L E B E A S U M H
K O D S U T L O F Z
H C W A E I Q K Y R
P B V G N O A R V T
L C K O B D U T M D
A W E S P R O X N L
Z A P T I E N U R Z
V X R Y S M X J D T
S O E N R E N U H W
L B V S P D M N G H
```

```
Z M D C D B T V N G
L F E T V U M P G Y
I D X B D G R L Z T
Q C W H O P B T W U
M S L P C E V U N E
B Z F T Q S P Y O M
E B Q Z J F O W S A
W Y S Z T N Y K E U
T P F O S F O V I Y
M C W T Q E N O H I
```

▶ 进行对焦练习时，你需要一大一小两张训练卡进行辅助，两张训练卡的行和列数量相同，但是字母不同。此处为示意图，读者可根据实际情况调整训练卡的大小

1. 保持舒适的坐姿或站姿。脊柱自然、放松地伸展。平静、均匀地呼吸。将小训练卡举在与视线齐平、距眼睛20~30厘米处，大训练卡则放在与视线齐平、距你2~5米的墙上。盯着小训练卡上的第一个字母。

2. 让视线跳跃至大训练卡的第一个字母上，接着让视线回到小训练卡的第二个字母上。轮流将视线聚焦在近、远两张训练卡上，每次读取一个字母。重点是你需要在看清当前字母后，再将视线切换到另一个视觉目标上。如果你使用了节拍器，请设定一个合适的节奏，以便你在随着节拍器的节奏切换视觉目标之前能清楚地看到当前字母。持续练习30~90秒。

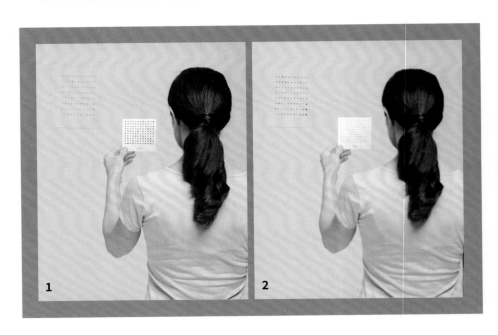

提示： 在这个练习中，起决定性作用的是视觉图像的质量，而不是切换视觉目标的次数。请始终确保在切换视觉目标前所看到的图像是清晰的。只有看到清晰的图像，才说明睫状肌已经正确调整了焦距。如果你平时戴有框眼镜或隐形眼镜，最初在做这个练习时可能比较吃力，不过请务必在没有这些辅助工具的情况下进行练习。如果看到的图像怎样都是模糊的，就尽力达到最清晰的程度即可。请通过评估来测试练习效果。

放松眼部和视觉系统训练的分类			
练习	积极	中性	暂时搁置
遮眼和眨眼练习			
眼部按摩练习			
对焦练习			
不戴有框眼镜或隐形眼镜			
戴有框眼镜或隐形眼镜			
使用节拍器			
不使用节拍器			
根据呼吸节奏			
根据心跳节奏			

放松眼部和视觉系统的训练指南

从理论上说，通过眼睛到达大脑的刺激是非常强烈的，因此可以迅速产生效果。你可以将本节介绍的大多数眼部练习纳入日常生活，用来刺激副交感神经系统，从而通过简单的方式减轻压力、缓解紧张。放松眼部和视觉系统的练习，如遮眼和眨眼练习以及眼部按摩练习，可以在任何你感到紧张的情况下，如在办公室工作一天之后、在工作休息期间、在密集运动的间歇或在公开亮相和演讲之前，迅速助你缓解压力。通常，只需做短时间的遮眼和眨眼练习或眼部按摩练习即可达到理想的效果，每次一般不超过2～3分钟。根据自身需求，你每天可以多次进行放松眼部和视觉系统训练。

根据视觉系统的情况，建议每天进行几次对焦练习，每次1～2分钟。和本书中几乎所有的练习一样，远近切换视觉目标非常适合与其他方面的内在体感练习结合起来，本书特别推荐将其与护腰带练习以及呼吸训练结合起来。

放松眼部和视觉系统训练推荐

应用方式	练习时长与方法	效果
作为即时压力缓解手段	• 遮眼和眨眼练习或眼部按摩练习2~3分钟 • 根据自身需求每天多次	• 激活副交感神经系统以及岛叶后部 • 改善以下方面： · 身体恢复与更新 · 压力 · 焦虑
作为内在体感训练的一部分	• 每次1~2分钟从近至远的视觉目标切换练习 • 每天2~3次 • 适合与以下训练结合： · 护腰带练习 · 运用Frolov呼吸训练器辅助下的呼气延长练习 · 放松器辅助下的呼气延长练习	

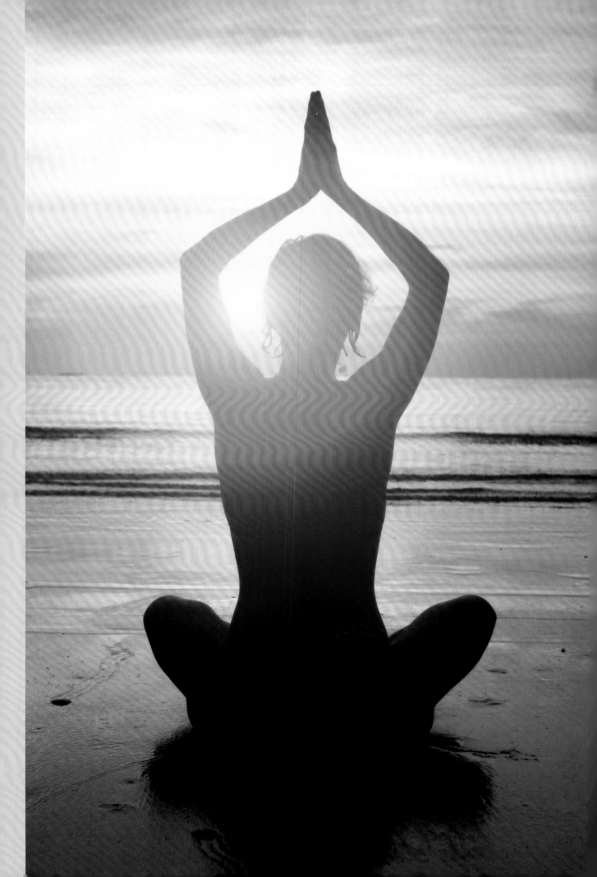

第七章

身体意识与正念

7

用身体意识和正念激活大脑的重要区域

身体意识和正念训练是本书所介绍的训练的最后一部分，其目标是激活岛叶整体，并完善内在体感训练。当涉及提高训练质量的话题时，集中精力、提升专注度和进行正念本身就是最重要的组成部分。只要你全神贯注地处理当下的事务，尤其是感知自己的身体，就已经在激活额叶和岛叶前部了。第一章已经介绍了岛叶三个部分的功能。其中，岛叶前部的特点之一是与额叶的部分区域关联紧密，相互之间影响密切。如果仔细研究一下额叶的这些区域，我们可以发现，以身体意识和正念为重点的练习可以在这里引发大量的活动，从而大大提升岛叶前部的活跃度。岛叶前部和额叶的活跃水平对调节情绪的能力有很大的影响，与焦虑症、惊恐发作以及抑郁症也有密切的联系。如果我们全身心地关注自己的身体内部，岛叶后部也会受到明显影响，它能够显著降低压力水平，减轻疼痛以及缓解消化问题。

本章将介绍身体意识和正念训练以及诸多在家也能轻松进行的相关变式。本书强烈建议，如果本训练的效果较明显，你可以在本书介绍的内容之外，更加深入地研究这个主题。关于身体意识和正念训练，目前有各种各样的书籍、课程以及应用程序可供学习。

因此，请将下面的练习作为一种灵感来源，开启你的健康和幸福之旅。身体意识和正念训练应该定期进行，最好每天都能进行。每天训练10～20分钟，持续4～6周，就已经足以让你产生明显的变化。

身体意识和正念的区别

在开始身体意识和正念训练之前，本书需要解释一下这两个术语的区别。这两者都被应用于医疗保健的许多领域，以不同的方式来缓解身体的不适。很多诊所和机构都提供了相关课程。

本章将会介绍三种练习，每个人或许都曾经通过各种渠道接触过它们。它们分别是雅各布森的渐进式肌肉放松法（简化版），身体扫描练习（一种放松身体的技术），以及专注于呼吸的正念冥想练习（一种缓解压力的放松技术）。接下来让我们来谈谈"身体意识"和"正念"的概念。

身体意识的重要性

在身体意识训练中，注意力主要集中于身体状态本身，训练目的是有意识地感知和启动身体活动。你可以专注于感知身体某个区域或者身体内部的活动，如感知心脏的跳动。心脏跳动的感觉如何？心脏跳动的速度是快还是慢？呼吸或者单纯地感受身体某个区域或者部位的存在也是身体意识训练的一部分。总而言之，身体意识训练的目的是通过分析、评估和改变感知到的东西，有意识地给身体状态和身体内部活动带来变化。

在身体意识训练中，你应该运用所有的感官来感知身体。本训练在身体静止或运动时都可以进行，通常和呼吸相结合。身体意识训练包括雅各布森的渐进式肌肉放松法，可以缓解消化问题、盆底功能障碍、血压问题、疼痛症状和一般的压力症状，还可以缓解身体的不适。

正念的重要性

正念训练是一种感知身体状态的方式。在这种方式中，你应有意识地将注意力引向当下，而不做任何判断。这意味着正念训练的重点是把感知引向身体活动，而不是从理性或感性的角度上去思考或评价这些活动。因此，身体意识过盛的人往往会发现正念训练很难，正因如此，正念训练才如此之重要。如果你非常敏感，习惯将注意力过度集中在"倾听"自己的身体上，并不断试图对这些信息进行解读、分类和评估，那么你应该先进行专注于呼吸的正念冥想练习，再进行身体意识训练。简单来说，正念冥想练习主要关注身体活动的过程，但不去评估它们。

频繁、过度地"倾听"自己的身体也与岛叶和内在体感功能障碍有关。科学研究结果表明，岛叶的活跃水平受到干扰，尤其当问题已经发展到焦虑症、抑郁症以及情绪调节障碍的地步时，就会导致"内向型倾听"。身体意识训练，如渐进式肌肉放松法和身体扫描练习，可能使这些情况加重，而正念冥想练习就非常适合作为起始训练。

雅各布森的渐进式肌肉放松法

　　渐进式肌肉放松法是由美国医生埃德蒙·雅各布森（Edmund Jacobson，1888–1983）提出的。他花了20年的时间研究肌张力过高和各种身体疾病及精神疾病之间的关系，于1929年在一本写给医生的书中首次发表了他的研究结果。五年后，他出版了第一本书，书名为《你必须放松》（*You Must Relax*）。1991年，这本书被译为德语，书名为《作为治疗的放松：理论和实践中的渐进式放松》。

　　他的研究结果表明，当肌肉放松时，中枢神经系统的活动会减少。这意味着，情绪和兴奋状态也会得到平复。因此，通过有针对性地收缩和放松肌肉来有意识地调节岛叶的活跃度十分有效。如果按照雅各布森的渐进式肌肉放松法来收缩和放松肌肉，你会得到许多积极的反馈。

- 更敏锐和明确地感受到身体的各个部位。
- 更好地感知各个部位的肌肉的位置和形态，从而向岛叶发送大量信息。
- 通过启动、控制高强度且长时间的肌肉收缩，自主神经系统需要得到平衡和调整，而这也是由岛叶参与调控的。
- 血流会在短时间内受到轻微的抑制。肌肉轻微隆起会导致肌肉内部血液流通不畅。
- 肌肉中的血气成分（血液中气体的成分）发生变化，因为在收缩肌肉阶段会消耗大量的氧气。

关于肌肉收缩、血液流通不畅以及血气成分改变都与内在体感相关，也就是说，它们都涉及由岛叶感知、调节的自主神经活动。

肌肉的突然放松能够让你清楚地感受到肌肉收缩和放松之间的区别。你会注意到压力如何降低、血液如何恢复流动，肌肉如何变暖并膨胀。这些信息也会被输送到大脑中负责内在体感的区域，并在那里得到区分和处理。

这种小但重要的练习会在岛叶后部和前部引起大量的活动，这对内在体感有着积极的影响。因此，放松肌肉很适合用来提高内在体感能力，减少疼痛症状并缓解慢性疼痛，以及减少其他身体症状，如消化问题和血压波动。下面介绍的练习是雅各布森的渐进式肌肉放松法的简化版。

▶ 雅各布森的渐进式肌肉放松法（简化版）

现在介绍的雅各布森的渐进式肌肉放松法的简化版大多数人都能很快学会，因此很适合作为身体意识训练的第一步。每天练习10分钟，就足以在几周内改善大脑对身体紧张状态的感知。

为自己创造一个不受干扰的空间

为了能不受干扰地练习，尤其是在开始阶段，你需要创造一个让自己感到舒适的环境，确保你在练习时不会被外界或他人的噪声所干扰或打断。因此，要选择一个安静且温度适中的房间。关掉手机，必要时调暗灯光，穿着宽松、舒适的衣服，脱掉鞋子。如果你以卧姿进行练习，请选择一个柔软、舒适的地方，如毯子上。

1. 放松地躺在毯子上，手臂和腿部放松。平静而均匀地呼吸。现在将注意力集中到右前臂，即从右手腕到右肘部，持续2～3秒。随后右手握拳，尽可能收缩整个右前臂。注意，请尽量轻缓地收缩右前臂的肌肉，直到右手和右前臂的肌张力达到最大为止。感知这种紧张的状态6～8秒。在此期间，让注意力集中在右手和右前臂的所有部位上。各个部位的紧张程度是否一样？有没有哪个部位让你觉得相对不舒服？

2. 快速放松收缩的肌肉，再次感知右前臂和右手的状态。感受紧张之后的放松、轻盈和松弛，体会收缩的手臂和放松的手臂之间的区别。将注意力全部放在右前臂和右手的所有部位上，持续30～60秒。所有的肌肉都是松弛和放松的吗？是否有部位没有得到适当的放松？紧张和放松状态之间有怎样的区别？再重复一次练习。接着，将注意力转向身体的其他部位。放松的部位包括：

- 右前臂（包括手部）。
- 右上臂。
- 左前臂（包括手部）。
- 左上臂。
- 面部。
- 颈部。
- 肩部。
- 背部。
- 腹部。
- 右脚。
- 右小腿。
- 右大腿。

- 左脚。

- 左小腿。

- 左大腿。

你也可以改变上述顺序。如果觉得某个部位的练习效果特别明显，你可以让注意力在该部位多停留一会儿。同时，利用第二章的评估来确定适合你的练习顺序和时长。开始时，只训练2~3个身体部位即可。如果你觉得本练习让你感到很舒适，并想在本练习中投入更多的时间，可以把所有身体部位都练习一遍。

提示：渐进式肌肉放松法的重点在于，每次只单独收缩身体的一个部位，身体的其他部位则尽可能保持放松。这是一项非常重要的技能，需要一定的练习才能掌握。

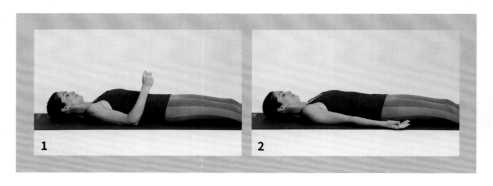

身体扫描

身体扫描练习是一项加强身体意识的练习，起源于佛教，如今我们广泛应用的身体扫描练习是分子生物学家乔恩·卡巴金（Jon Kabat-Zinn）创造的。

"身体扫描"可以理解为"身体观察"，其实就是从头到脚对身体进行"精神扫描"，彻底找出身体的紧张部位及其紧张程度。对身体不同肌肉的紧张状态进行定位和感知能够提高自我感知能力，也是训练内在体感的绝佳手段。这项练习能给岛叶前部和后部带来大量刺激，因此很适合用于缓解慢性疼痛或辅助骨盆训练。同时，它对岛叶前部的影响让它特别适用于那些需要与焦虑斗争的人群，比如对压力的反应非常情绪化或者平日情绪波动比较剧烈的人群。

下面会简单地介绍身体扫描练习的内容，让你有一个初步印象，知道这个练习是如何进行的。如果你希望进一步研究身体扫描练习，可以参考市面上大量的相关书籍。

▶ **身体扫描练习**

通过身体扫描练习，你可以轻松感知到身体何时处于紧张状态，在理想状态下甚至可以消除紧张。如果你经常感到有压力，并且通常难以感知自己的身体，可以多进行这个练习。

放松地仰卧在床上。脊柱自然、放松地挺直和伸展。平静、均匀地呼吸。想象一下你正在从头到脚、从上到下地一点点"扫描"你的身体。从头部开始，感知你的头部、面部和颈部。你能否感觉到面部左右的差异、头部左右的差异以及颈部肌肉的差异？有哪里紧张吗？稍注意一下这些紧张的部位，并尝试通过给自己一个内在的命令来缓解这种紧张。用同样的方式来"扫描"肩部、胸部、手臂、躯干、腿部以及脚部肌肉，感知它们的紧张程度，并分辨各个部位紧张程度的差异，如有可能，请试着缓解这种紧张。

要想"扫描"自己的身体，感受各个部位紧张程度的差异并缓解身体的紧张，需要一定的练习和时间。你会发现，这其实比想象中的容易。关键在于，你要关注你的身体及其紧张状态。请每天做全身或者部分身体的扫描练习。

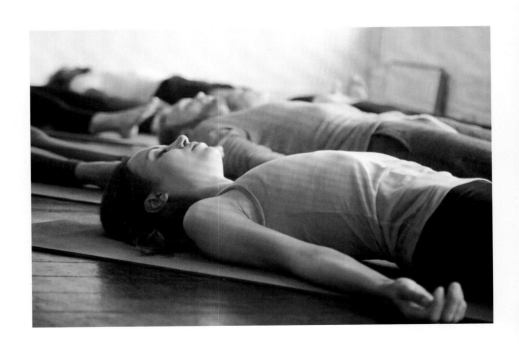

正念训练

正念意味着有意识地关注当下，而不对其进行判断或者评价。正念的概念由乔恩·卡巴金提出，他在20世纪70年代末创造了正念减压疗法，这使"正念"一词首次走入大众的视野。

如今，正念减压疗法不仅在美国受欢迎，在全世界都广受欢迎。如果你发现这种形式的练习效果良好，可以在此基础上进一步深化练习。市面上有诸多有关正念的书籍和应用程序可供参考。

▶ 正念冥想练习

正念训练中通常都包括正念冥想练习，正念也是一个源于佛教的概念。本书所理解的正念是一个放松的、专注的感知过程。正念冥想练习最关键的一点就是不要评价所感知到的东西，而是承认和接受它们。

举个例子，在专注于呼吸的正念冥想练习中，你要关注的是如何呼气和吸气的，而不是有多少空气从鼻子流入，呼吸有多深或呼吸的流向何时改变、如何改变。

接下来，本书将根据正念社区网站的描述，介绍一种正念冥想练习的范例。这个网站上也有关于其他正念冥想方法、练习的介绍以及很多有趣的正念练习的背景信息。

▶ **专注于呼吸的正念冥想练习**

专注于呼吸的正念冥想练习很适合作为正念冥想练习的入门练习。因为呼吸总是在发生，所以你可以随时随地练习。在本练习中，请注意当下的呼吸。

在练习过程中，你肯定会发现自己偶尔会迷失在自己的思想、情绪或者声音中，请不要因此感到愧疚，这反而不利于正念，只要在下一次呼吸时再度回归就可以了。

1. 选择一个让你觉得舒适的、有安全感的地方坐下。

2. 首先，将注意力放在腿上。如果你坐在垫子上，就将两腿交叉盘起；如果你坐在椅子上，就将双脚放松地放在地面上。

3. 接下来，自然、舒展地挺起上半身，不必改变脊柱的自然弧度。

4. 现在，将注意力放在手臂上。向前抬起手臂，将手掌放在腿上。这个姿势最有助于找到自然的状态。

5. 放松眼部，将下颌和视线都微微下低。不用闭上眼睛，看着眼前出现的东西，但不要过分关注它们。

6. 现在，感受你的呼吸。把注意力引向呼吸本身：关注空气从鼻子或者嘴巴流入、流出。同时，将注意力放在腹部或者胸部的运动上，感受它们是如何随着呼吸而运动的。

7. 接下来，关注你的注意力何时会离开呼吸，并转移到纷乱的思绪上。当出现分心这种情况的时候，只需要把注意力带回呼吸即可。

8. 与自己以及游荡的思绪和解。与其对抗自己的想法，不如观察它们，不对其做出反应。继续放松地坐着，再次让注意力回归呼吸，不要有期许，不要做出判断。

9. 做好准备后，轻轻抬起眼睛，如果闭眼的话，请再次睁开。花一点时间将注意力转向周围的声音。感知身体，也感知自己的想法。以深呼吸结束练习。

身体意识和正念训练的分类			
练习	积极	中性	暂时搁置
雅各布森的渐进式肌肉放松法（简化版）			
身体扫描练习			
专注于呼吸的正念冥想练习			

进行评估

为了检验身体意识训练和正念训练的效果，本书建议你在开始练习前进行灵活性测试或疼痛程度测试。

身体意识和正念训练指南

身体意识训练和正念训练有三种训练方式。你可以将其作为主要训练内容，在几周内集中练习。如上文所述，建议在6～8周内每天练习10～20分钟，以激活岛叶及改善特定症状。

如果你想调节情绪，本书特别推荐正念训练。如果你患有焦虑症、抑郁症、饮食失调或者类似疾病，坚持进行几周正念训练会很有帮助。这是一种辅助性的训练，能够改善内在体感，调节重要脑区的活动水平。

如果你想加强身体意识，本书特别推荐雅各布森的渐进式肌肉放松法（简化版）和身体扫描练习。其中，身体扫描练习能够缓解情绪波动和压力。

你还可以把身体意识训练和正念训练作为内在体感训练的一部分，每天练习2~3次，每次1~2分钟。

身体意识训练和正念训练也可以和本书介绍的其他训练结合起来。比如，在呼吸训练或盆底训练后，接着进行2~3分钟的身体扫描练习或简短的正念冥想练习。

身体意识和正念训练推荐		
应用方式	练习时长与方法	效果
作为主要训练内容	• 选择1个评估结果为"积极"的练习 • 雅各布森渐进式肌肉放松法（简化版） • 身体扫描练习 • 正念冥想练习 • 每天10~20分钟 • 规律练习6~8周	**雅各布森渐进式肌肉放松法（简化版）** • 激活岛叶后部 • 改善以下方面： 　• 慢性疼痛 　• 压力 　• 躯体症状，如消化问题和血压问题 **身体扫描练习** • 激活岛叶后部和前部

（续表）

身体意识和正念训练推荐		
应用方式	练习时长与方法	效果
作为内在体感训练的一部分	• 每天2~3次 • 每次1~2分钟，分散在一天内完成	• 改善以下方面： 　• 慢性疼痛 　• 盆底问题 **正念训练** • 激活岛叶前部 • 改善以下方面： 　• 焦虑 　• 抑郁情绪 　• 情绪调控 　• 消化问题
和其他训练结合起来	• 在呼吸训练或者盆底训练后，进行身体扫描练习或者正念冥想练习 • 每次2~3分钟	• 进一步激活岛叶前部 • 提升整体训练效果

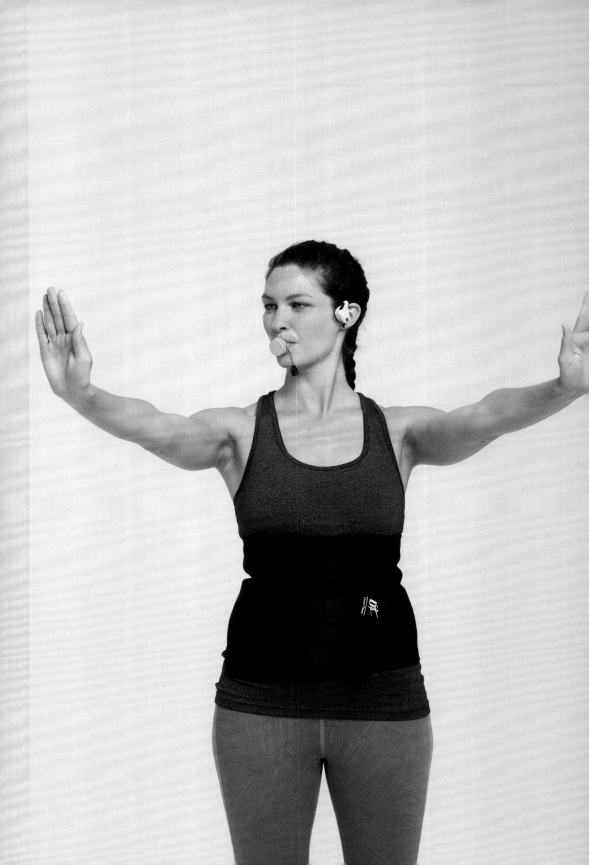

第八章

正确组合：有益
健康的训练计划

8

正确的组合：使效果最大化

如果你读到这里，你应该已经进行了一部分内在体感训练，如舌部训练、咽部训练以及盆底训练，并已经感受到了明显的改善。也许你已经把评估结果为"积极"的练习组合成了日常训练，以全面提高你的内在体感能力。这是非常好的，因为这样的基础训练非常重要。你甚至可能已经从本书中找到了那些与缓解个人症状相关的练习，并在某些方面取得了很大的进展。

在最后一章中，本书希望帮助你选定练习组合，从而让你以最理想的方式缓解症状、解决问题。这些练习组合能改善内部感知障碍以及岛叶功能。本章将练习组合分为了五类，并提供了具体的训练计划。

- 类别一：改善整体健康状况、缓解压力以及优化身体功能
- 类别二：缓解慢性疼痛
- 类别三：提高情绪调节能力
- 类别四：治疗消化系统疾病
- 类别五：缓解盆底问题

本章所选择的练习组合会激活那些参与调节这些症状和表现的岛叶区域。以慢性疼痛为例，要想缓解慢性疼痛激活岛叶后部极为重要，激活岛叶前部则不是重点，因为岛叶后部能够确定疼痛的强度，而岛叶前部则更多参与情绪的调节。

本章致力帮助你实现个人健康目标，但并非鼓励你忽视不存在问题的内在体感训练。呼吸训练和舌部训练等训练都可以为整体训练搭建框架。此外，各个系统的功能越好，从这些系统传输至岛叶的信息的质量就越高，岛叶的功能就越能得到增强，这些练习组合的效果也就越能发挥出来。

叠加刺激

相信在学习各个章节的内容时，你已经发现，要想更轻松、更迅速地达到预期效果，让训练更加有效，关键一步就是对参与信息处理的不同区域和结构进行热身。现在要更进一步，即叠加多种刺激，这样能够让大脑和神经系统更好地适应训练。本章介绍的练习组合中，有两种方法可以实现这一点。

1. 连续进行练习：在练习过程中，按时间顺序一一进行刺激。这一方法非常适合不能同时协调几个练习的人。注意，刺激之间的时间间隔很短，在进行下一个刺激前，最多只能有15秒的停顿。

2. 同时进行多个练习：例如，你可以在佩戴护腰带的情况下，同时进行激活额叶的瞳孔跳动练习和放松器辅助下的呼气延长练习。实践中，这个方法的效果会比上一个方法好一些，非常适合那些能同时协调几个练习的人。

这两种方法给特定脑区带来的刺激都比单独练习带来的刺激更密集，它们给神经带来的积极影响也更迅速、更持久。

除了将刺激叠加起来，还有一个方法可以使练习效果最大化。如你所知，刺激的密度和强度决定了其对神经系统的影响程度。也就是说，刺激越强，训练效果也就越好。实践已经证明，离大脑较近的部位带来的刺激，如来自舌头、眼睛或者前庭系统的刺激，往往比离大脑较远的部位带来的刺激更为强烈。因此，本章会引入这类练习，将其作为一种"效果增强器"。

通过精准预激活改善整合能力

记住，所有进入岛叶的信息都会在岛叶中部得到整合，如果岛叶中部功能受损，整合信息的过程都会受到影响。因此，岛叶中部的活跃度是非常重要的，不仅到达岛叶的信息在此得到整合，而且味觉和嗅觉的感觉中心也位于此。本书建议你进行嗅觉和味觉的刺激练习，因为这两者的感觉器官除了距离大脑更近之外，还能激活岛叶中部的整合中心，这样就能提高处理和整合感官信息的能力。

热身练习

你已经在第三章中学习了有关嗅觉和味觉的练习，可以将它们作为进行组合练习前的热身练习。此外，如果练习组合不包含舌部训练，可以事先进行一个评估结果为"积极"的舌部训练，因为舌头有许多积极作用，可以看作神经系统的秘密武器。你可以再次阅读一下第五章中关于舌头的介绍。

在进行组合练习前进行评估

请不要忘记第二章提到的优化训练效果的重要手段：评估。本章要用它来组合练习。一个由四种练习构成的组合可能对某人来说效果最好，但是对其他人来说就可能导致刺激过度或不足。因此，请定期评估以检查你的训练效果，并根据需要和身体状态进行调整。因为本章主要针对具体症状，所以建议你反复检查练习组合的效果，甚至可以在练习后立即检查训练效果。疼痛是否缓解？健康状况、压力症状、消化问题以及情绪状态是否有所变化？当然，部分症状的调节需要一些时间。因此，需要定期评估。

不喜欢评估怎么办？

这很正常，尤其是当生活在压力之下时，人们会对"被测试"这件事感到反感。如果你不喜欢评估，请选择你能很好地协调并令你感到舒适的练习组合。这里的舒适并不一定指这个组合对你来说很容易，而指你觉得有信心完成这组练习。

259

类别一：改善整体健康状况、缓解压力以及优化身体功能

若想改善整体健康状况、缓解压力以及优化身体功能，练习组合必须包括大量能激活岛叶后部的练习。每一章的训练推荐表中都指出了各个练习针对的是岛叶的哪个部位，这部分内容可以作为参考。呼吸训练和前庭系统训练尤其应该纳入练习组合，因为这些练习对岛叶后部有着强烈的刺激。为了降低练习难度，建议使用辅助工具，如护腰带练习，无须主动干预即可给岛叶提供足够的刺激，持续地向岛叶发送各种内在体感信息。此外，骨传导耳机也是不错的选择。

骨传导耳机：前庭系统的完美辅助工具

前庭系统接收信息后，会向岛叶发送大量的信息，接着这些信息会和其他的感觉信息一起被整合，这让前庭系统成为改善内在体感、改善岛叶活动和信息处理过程的重要一环。因此，前庭系统训练是本书的核心内容之一。下面，本书要介绍一种能有效激活前庭系统的方法。除了上述主动进行的前庭系统训练之外，还有一种被动刺激前庭系统的方法：通过声音信号刺激前庭系统。这些信号是由前庭系统来传输的。

椭圆囊内的椭圆囊斑和球囊内的球囊斑对某一频率的声音尤其敏感，

因此椭圆囊斑和球囊斑可以通过骨传导耳机来进行训练。传统耳机是放在耳朵里或者包在耳朵上的，而骨传导耳机是直接贴在颞骨上的。颞骨是耳郭前方的那部分颅骨，负责将声音通过颅骨传导至内耳，内耳可以感受到明显的震动。前庭系统功能障碍的康复治疗会用特定的频率来激活椭圆囊斑和球囊斑——100赫兹（Hz）用以激活椭圆囊斑，500赫兹用以激活球囊斑。然而，这么精确的频率只有医疗设备才能达到。不过好在实践已经证明，高于或者低于这两个数值的频率对前庭器官及其功能也有积极的影响。因此，本书非常推荐骨传导耳机。

使用骨传导耳机是有效刺激前庭系统并改善前庭系统功能最简单的方法，而且你可以在一天中分段完成，无须费力且效果持久。如果前庭系统功能受损，难以顺利进行主动训练，那么用骨传导耳机进行被动训练就特别合适。只需记住，锻炼的时间越长、强度越大，训练的效果就越持久。

▶ 骨传导耳机辅助下的前庭系统被动刺激练习

所需工具：骨传导耳机以及配有频率发生器应用程序的手机。

1. 保持舒适的坐姿或站姿。脊柱自然、放松地伸展。平静、均匀地呼吸。让扬声器靠在位于耳罩正前方的骨头上。选择一项灵活性测试进行评估。注意活动范围和身体的紧张程度。

2. 打开手机，将频率选择为100赫兹，速度为每分钟40～60次（bpm）。接着，你会听到所选频率的振动，保持30～40秒。重复评估测试注意评估结果。

3. 切换至500赫兹的频率范围，也保持30～40秒，再次重复评估测试。比较这两个频率的评估结果，在其中选出评估结果最佳的组合。

提示： 你还需要评估100～500赫兹之间不同频率的练习效果。例如，150赫兹和450赫兹的组合练习效果如何？通常情况下，在开始阶段，某个特定的频率范围的练习效果是最好的。但从长远角度来看，应当在练习中变换频率组合，不断进行适应。

小贴士： 因为骨传导耳机使用简单，又非常有效，所以本书建议将其和其他练习结合起来，这是补充前庭系统训练的一个好方法。原则上本书建议将骨传导耳机辅助下的前庭系统被动刺激练习尽可能地融入到其他训练中。你只需要设置合适的频率，正确佩戴骨传导耳机，然后操作手机即可。

组合建议

接下来本书将介绍一些有效的练习组合，这些组合将帮助你有效且持续地向训练目标迈进。请以这几个组合为例，设计个人的练习组合。一定要统一评估练习效果，不要让自己过度劳累。不论什么组合，考虑到神经的特点，每天的训练时间都应达到20分钟。

▶ **组合1**　　　　　　　　　　　　　　**时长：3～4分钟**

所需工具：护腰带、Z-Vibe、气味瓶。

练习	页码
护腰带练习	第214页
振动耳部练习	第99页
舌头绕圈练习	第183页
辨别气味练习	第84～85页

准备： 将护腰带紧紧绑在腰上。一手持Z-Vibe，一手持气味瓶。

双脚分开，与肩同宽。脊柱自然、放松地伸展。振动右耳内侧的皮肤，舌头绕圈，同时左手将气味瓶放在鼻下。务必保持放松。练习过程中，反复将气味瓶从鼻下移开，让嗅觉感受器短暂休整；舌头绕圈也需要间隔较短的时间就暂停休息一下。每天重复练习3～5次。

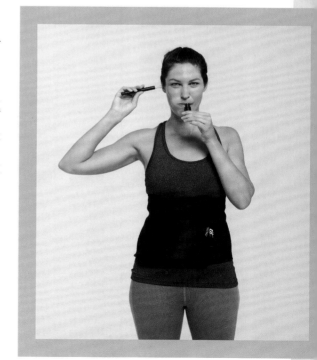

提示

- 组合练习应持续3～4分钟，也可以持续更长时间，但你始终要确保自己感到舒适。例如，耳朵里的振动应让你觉得愉快且无压力。振动耳部练习在该组合中持续1～2分钟就足够了。此外，需定期更换气味瓶中的气味，以确保练习的丰富性和趣味性。

- 如果在组合练习时出现了协调性问题，可以先把辨别气味练习或舌头绕圈练习去掉，其余练习仍然保留，做1～2分钟。并按照上述方法练习。

小贴士： 在这一练习组合中，推荐在舌头绕圈练习时屏住呼吸1～2次，这样你既能进行屏息练习，也不用改变其他练习安排。当然，这只能在辨别气味练习的间歇时实现。

▶ **组合2**　　　　　　　　　　　　　　　　**时长：2～4分钟**

所需工具：护腰带、骨传导耳机、放松器。

练习	页码
护腰带练习	第214页
摇头练习	第58页
骨传导耳机辅助下的前庭系统被动刺激练习	第261页
放松器辅助下的呼气延长练习	第140页

准备： 系紧护腰带，正确佩戴好骨传导耳机。选择一个练习效果良好的频率，用手机应用程序播放，根据声音的节奏进行摇头练习。

1和2. 双脚分开，与肩同宽。脊柱自然、放松地伸展。将放松器置于双唇之间让手臂举至与视线齐平，并确保双臂和视线的夹角相等。首先专注于呼吸，用鼻子吸气，通过放松器长长地呼气；接着开始摇头练习，视线在右手和左手间来回转换。重点在于，虽然练习带来了大量的刺激，但你仍然要保持放松状态。该组合练习应该持续2~4分钟，每天重复3~4次。

提示

• 最开始时，协调所有练习会很困难，长时间地摇头更是一个挑战。然而，你会逐渐习惯这些练习。你可以在任何时候进行短暂的休息，接着继续练习，这不会影响训练的效果。

• 随意调整摇头的速度，以适应设定频率的节奏。

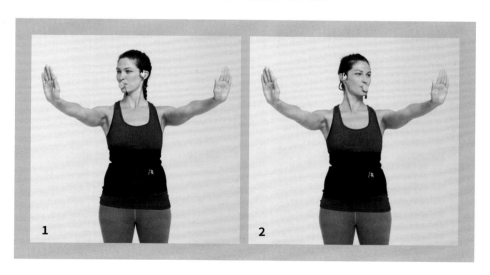

▶ **组合3a**　　　　　　　　　　　　　**时长：3～4分钟**

所需工具：护腰带、Z–Vibe。

练习	页码
护腰带练习	第214页
振动牙齿练习	第102页
点头练习	第62页

准备： 系紧护腰带，在尽量系紧的同时保证自身感觉舒适；拿好Z–Vibe。

1和2. 双脚分开，与髋同宽。脊柱自然、放松地伸展。平静而均匀地呼吸。打开Z–Vibe，让其开始振动。用门牙轻轻咬住它，并开始先从上到下，再从下到上、调整点头速度，确保感到舒适，并仍能控制头部运动。该组合练习应该持续3～4分钟，每天重复3～4次。

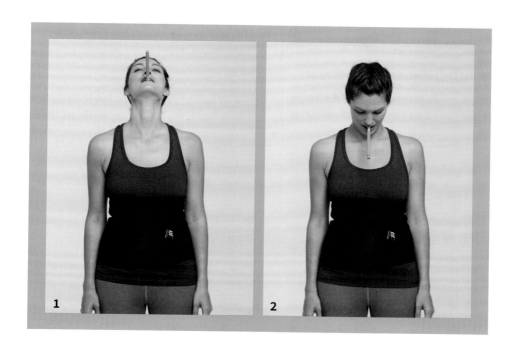

提示：可以随时休息，因为头部运动往往会在长时间连续进行时变得越来越困难，不过你逐渐就能坚持得更久。注意，确保自己始终感觉舒适，尤其是振动牙齿练习要让你感到愉快和轻松。可以将振动牙齿练习多次融入该练习组合，每次练习20秒即可。

小贴士：振动牙齿练习也可以用放松器辅助下的呼气延长练习代替。

▶ 组合3b（骨传导耳机辅助）　　　　时长：3～4分钟

所需工具：护腰带、Z-Vibe、骨传导耳机。

练习	页码
护腰带练习	第214页
振动牙齿练习	第102页
点头练习	第62页
骨传导耳机辅助下的前庭系统被动刺激练习	第261页

准备： 系紧护腰带，在尽量系紧的同时保证自身感觉舒适；拿好Z-Vibe；正确佩戴骨传导耳机。选择一个练习效果良好的频率，根据声音的节奏进行点头练习。

1和2. 和第266～267页上的3a组合练习方式一样，但是需要佩戴骨传导耳机。该组合练习应该持续3～4分钟，每天重复3～5次。

提示： 可以根据所选频率的节奏来调整头部运动的速度。

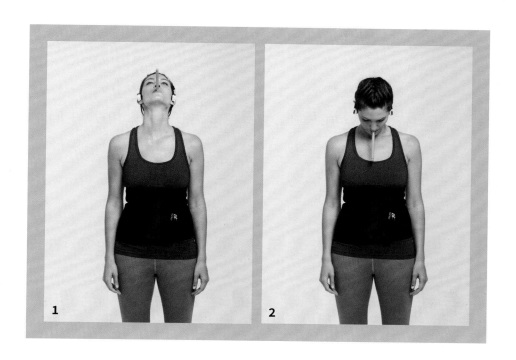

▶ **组合4a** 　　　　　　　　　　　**时长：3～4分钟**

所需工具：护腰带、Z–Vibe。

练习	页码
护腰带练习	第214页
摇头练习	第58页
振动耳部练习	第99页
左右摆动舌头练习	第184页

准备： 系紧护腰带，在尽量系紧的同时保证自身感觉舒适；拿好Z–Vibe。

1和2. 双脚分开，与髋同宽。脊柱自然、放松地伸展。平静、均匀地呼吸。打开Z-Vibe，让其开始振动。开始摇头，摇头的节奏和左右摆动舌头的节奏保持一致：当头转向左侧时，舌头压在左侧脸颊对应的口腔内壁上，头转向右侧时，舌头压在右侧脸颊对应的口腔内壁上；如果还有余力，可以振动你的右耳。该组合练习应该持续3~4分钟，每天重复3~5次。

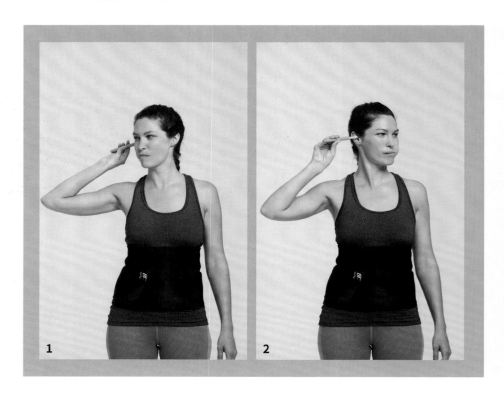

提示： 可以在一开始先单独进行1~2分钟振动耳部练习，再加上练习组合中余下的部分。中间可以随时休息，因为头部和舌部运动都很难持续进行。但你会逐渐能坚持更长的时间。

▶ **组合4b（骨传导耳机辅助）**　　　　　　　**时长：3~4分钟**

所需工具：护腰带、骨传导耳机、Z-Vibe。

练习	页码
护腰带练习	第214页
摇头练习	第58页
骨传导耳机辅助下的前庭系统被动刺激练习	第261页
振动耳部练习	第99页
左右摆动舌头练习	第184页

准备： 系紧护腰带，在尽量系紧的同时保证自身感觉舒适；拿好Z-Vibe；正确佩戴骨传导耳机。选择一个练习效果良好的频率，根据声音的节奏进行摇头练习。

1和2. 和第269~270页上的4a组合练习一样，但是需要佩戴骨传导耳机。

该组合练习应该持续3~4分钟，每天重复3~5次。

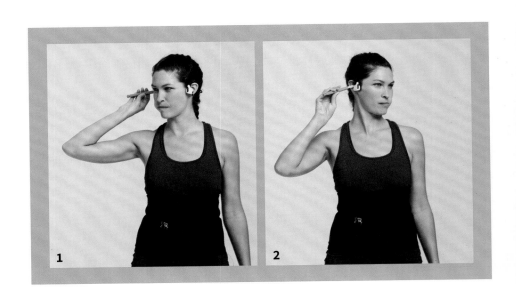

提示：可以随时休息，因为头部运动往往会在长时间连续进行时变得困难，不过你逐渐能坚持得更久。可以根据所选频率的节奏来调整头部运动的速度。

前庭系统练习变式

组合2、3、4中的前庭系统练习可以任选第58～66页上的练习。可供选择的练习包括：摇头练习、闭眼摇头练习、固定视觉目标的摇头练习、点头练习、闭眼点头练习、固定视觉目标的点头练习和侧头练习。任选其中一项评估结果为"积极"或"中性"的练习即可。

▶ **组合5**　　　　　　　　　　　　　**时长：3～4分钟**

所需工具：护腰带、Frolov呼吸训练器、两张训练卡。

练习	页码
护腰带练习	第214页
Frolov呼吸训练器辅助下的呼气延长练习	第141页
对焦练习	第232页

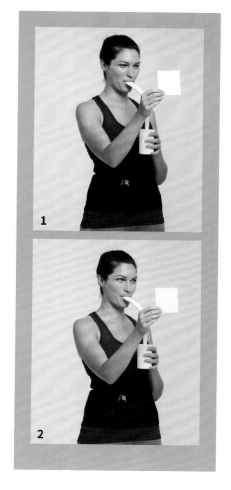

准备： 系紧护腰带，在尽量系紧的同时保证自身感觉舒适。根据说明，向Frolov呼吸训练器中注入水。一手持Frolov呼吸训练器，一手拿着小训练卡，大训练卡则贴在距你2～5米的墙上。

1和2. 双脚分开，与髋同宽。脊柱自然、放松地伸展。先使用Frolov呼吸训练器进行呼吸训练，在呼吸3～4次后，再开始进行对焦练习。该组合练习应该持续3～4分钟，每天重复3～5次。

提示： 确保在整个练习过程中保持冷静和放松。记住，每个新的练习组合都需要一定时间才能掌握。可以随时根据需要在练习中途休息。

小贴士： 可以用瞳孔跳动练习来代替对焦练习，前者对额叶的刺激更强烈后者则对副交感神经系统的作用更强。也可以通过辨别气味练习来给组合热身。

改善整体健康状况、缓解压力并优化身体功能训练的组合分类			
练习	积极	中性	暂时搁置
组合1			
组合2			
组合3a			
组合3b（骨传导耳机辅助）			
组合4a			
组合4b（骨传导耳机辅助）			
组合5			

改善整体健康状况、缓解压力以及优化身体功能训练指南

本书建议进行改善整体健康状况、缓解压力以及优化身体功能的内在体感训练6~8周，每天至少20分钟，选取评估结果为"积极"的练习。每周进行不同的训练，不断给大脑新的挑战。你可以通过以下方式做到这点：每隔一段时间选择不同的练习组合，改变练习速度、呼吸阻力或者选择不同气味的气味瓶。保持创造性，提高大脑的适应能力！

类别二：缓解慢性疼痛

如果你患有慢性疼痛，你需要的训练时间往往更长。症状存在的时间越久，你就需要付出越多的精力来重新引导主导这些症状的相关神经元网络向积极的方向发展。当你愿意投入时间和耐心时，这些都可能实现。你的努力一定会有所回报！缓解慢性疼痛训练的重点在于全面提升岛叶后部的活跃度。通过训练，疼痛区域也会得到局部的刺激。除了疼痛的减轻，其他方面也会受到积极的影响，例如你会变得更放松，消化系统会得到优化，或者恢复能力变得更强。这意味着你的神经系统开始进行重组和调整。享受这些变化吧！这些变化意味着你的方向是正确的。

通过轻触或振动进行局部皮肤刺激

为了实现训练目标，本书将介绍两种简单的方法：轻触或振动皮肤。它们无须费力但效果颇佳。这两种方法有几个积极的作用。一方面，这样会刺激C纤维的神经末梢，将信息发送到岛叶，准确地说是将信息发送到负责评估疼痛程度的区域。

另一方面，这些信息也是从疼痛区域获得更多细节信息的基础。参与疼痛发展模式的大脑区域中主要是丘脑。通过这两种练习，丘脑会接收到来自疼痛区域的新信息，尤其是"无痛"的新信息，新信息会覆盖"疼痛"的旧信息，从而对疼痛模式发展产生迅速而积极的影响。关键是要测试轻触或振动皮肤所产生的直接效果。因为疼痛区域可能是高度敏感的，所以应首先在疼痛部位进行测试，如有不适或引发了疼痛，就测试疼痛区域周围的皮肤。

屏息练习特别适合用来测试通过轻触或振动进行局部皮肤刺激的效果。因此，你可以在轻触或振动皮肤前后，测试一下屏息的难易程度。如果屏息能力得到改善，则说明评估结果为"积极"，可以将此练习纳入练习组合。

▶ **轻触刺激皮肤练习**

所需工具：一张纸巾或手帕。

1. 保持舒适的坐姿。脊柱自然、放松地伸展。平静、均匀地呼吸。将一片纸巾轻轻放到疼痛区域的皮肤上，用纸巾轻而慢地扫过该区域的皮肤，持续10 ~ 20秒。

2. 如果触碰引发了疼痛或较为强烈的不适，就轻抚疼痛区域周围的皮肤20 ~ 30秒。确保自己始终平静且放松地呼吸。练习后，通过评估来检验两种刺激的效果。对疼痛区域周围的皮肤进行刺激时效果如何？单独刺激疼痛区域的皮肤时效果如何？如果两种刺激都没有或有一种没有不良效果，就可以将本练习纳入练习组合。

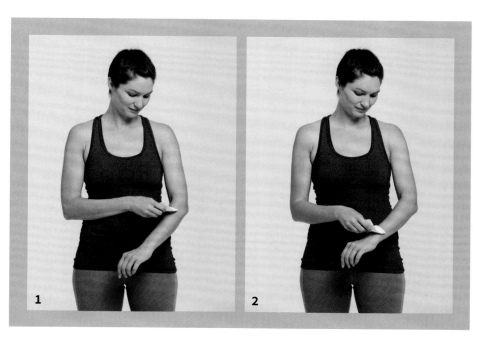

▶ 振动刺激皮肤练习

所需工具：Z-Vibe或电动牙刷。

1. 练习方式与上述轻触刺激皮肤练习方式相似，只是这次用的不是纸巾或手帕，而是，使用Z-Vibe或电动牙刷的轻微振动来刺激皮肤。测试刺激疼痛区域皮肤的效果。

2. 测试刺激疼痛区域周围皮肤的效果。确保只将Z-Vibe或电动牙刷停留在皮肤表面，不对皮肤施加压力。每次只进行20～30秒的刺激。接着用评估来检验效果。刺激疼痛区域周围皮肤的效果如何？单独刺激疼痛区域的效果如何？如果两种刺激都没有或有一种没有不良效果，就可以将本练习纳入练习组合。

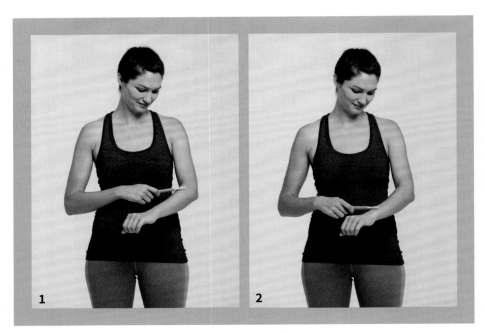

通过轻触或振动进行局部皮肤刺激训练的分类			
练习	积极	中性	暂时搁置
轻触刺激皮肤练习			
变式1：轻触刺激疼痛部位的皮肤练习			
变式2：轻触刺激疼痛部位周围的皮肤练习			
振动刺激皮肤练习			
变式1：振动刺激疼痛部位的皮肤练习			
变式2：振动刺激疼痛部位周围的皮肤练习			

注意，四种变式中的哪一种对自身效果最明显，你就将其与其他练习结合起来。在做效果最好的练习时，可以系上护腰带，做舌部训练或呼吸训练。如果几个变式评估结果都为积极，那么可以在组合练习中交替进行。如果目前几个变式都没能达到应有的效果，那么就暂且搁置这些练习，几周后再次测试皮肤对刺激的反应。

接下来，本书将介绍几个对缓解慢性疼痛十分有效的练习组合。你可以通过20～30秒的嗅觉训练来进行热身。

▶ **组合6**　　　　　　　　　　　　　　**时长：3～5分钟**

所需工具：护腰带、热敷法、纸巾或Z–Vibe。

练习	页码
护腰带练习	第214页
变式：长时间冷热感知练习	第209页
轻触或振动刺激皮肤练习	第277～278页

准备： 系好护腰带，将热敷袋放在护腰带内，使其紧贴腹部。确保护腰带没有让你感到不适。拿好纸巾或者Z–Vibe。

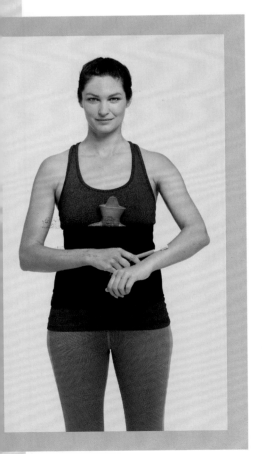

保持舒适的站姿或坐姿，脊柱自然、放松地伸展。均匀而平静地呼吸。用纸巾或Z–Vibe刺激疼痛部位的皮肤或其周围的皮肤3～5分钟。注意保证刺激范围较大，并定时改变刺激皮肤的方向。本练习组合应每天进行3～5次。

提示： 在刺激皮肤时，可以使用表面纹理不同的纸巾或者改变刺激皮肤的速度，来改变刺激程度。重点在于保持平静、放松的呼吸，不要失去对皮肤感受的关注。

▶ **组合7**   **时长：3～5分钟**

所需工具：护腰带、纸巾或Z–Vibe。

练习	页码
护腰带练习	第214页
轻触或振动刺激皮肤练习	第277～278页
摇头练习	第58页

准备： 系紧护腰带，在尽量系紧的同时保证自身感觉舒适。拿好纸巾或者Z–Vibe。

1. 保持舒适的站姿或坐姿，脊柱自然、放松地伸展。均匀而平静地呼吸。用纸巾或Z–Vibe刺激疼痛部位的皮肤或其周围的皮肤1～2分钟。注意保证刺激范围较大，并定时改变刺激皮肤的方向。

2a和2b. 接着进行2～3分钟的前庭系统训练，即摇头练习。注意保证摇头速度在一个令你舒适且能控制的范围内。该练习组合应当每天进行3～5次。

提示： 可以在刺激皮肤的过程中短暂休息一下，再进行头部运动。在刺激皮肤时，可以使用表面纹理不同的纸巾或改变刺激皮肤的速度，来改变刺激程度。重点在于保持平静、放松的呼吸。

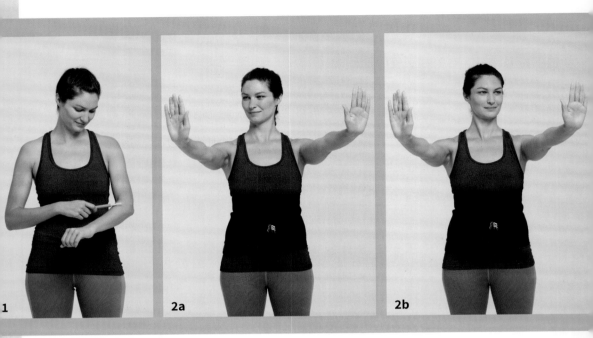

1　2a　2b

缓解慢性疼痛训练的组合分类

练习	积极	中性	暂时搁置
组合6			
组合7			

缓解慢性疼痛训练指南

如果组合6和7的评估结果均为积极，那么你可以每天进行至少20分钟的训练，将其分成4～5个单元完成，也可以将对你来说最有效的皮肤刺激融入日常生活中，训练时长为4～6分钟。如果在调整训练强度后，这两个练习组合仍不能获得积极的评估结果，你就先集中进行呼吸训练、前庭系统训练和声音定位与压力训练声音信号练习，2～3周后再进行组合练习。

类别三：提高情绪调节能力

对改善内在体感功能障碍引起的情绪调节障碍效果最好的练习是腹部按摩练习、热敷以及呼吸训练的练习组合。第一章和第七章中已经介绍过，岛叶前部负责调节认知、情感和社会方面的内容。因此，一方面需要从后往前改善岛叶的激活机制，另一方面需要通过训练直接激活岛叶前部。

本书建议在每次组合练习后进行身体扫描练习或专注于呼吸的正念冥想练习3～5分钟。接下来，本书会介绍有针对性的两种练习组合，它们对提高情绪调节能力特别有帮助。

▶ **组合8**　　　　　　　　　　　　　　**时长：8～15分钟**

所需工具：护腰带、热敷袋、Frolov呼吸训练器或放松器。

练习	页码
护腰带练习	第214页
变式：长时间冷热感知练习	第209页
放松器辅助下的呼气延长练习 Frolov呼吸训练器辅助下的呼气延长练习	第140～141页
身体扫描练习或正念冥想练习	第247页 或 第249页

准备： 系好护腰带，将热敷袋放在护腰带内，使其紧贴腹部。确保护腰带没有让你感到不适。

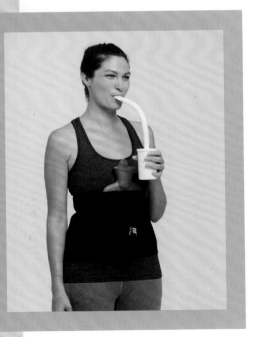

　　保持舒适的站姿或坐姿，脊柱自然、放松地伸展。均匀而平静地呼吸。从放松器或Frolov呼吸训练器辅助下的呼气延长练习开始，选择对你来说最舒适且评估结果为"积极"的呼气延长练习。呼吸5～10分钟，接着立即进行身体扫描练习或正念冥想练习3～5分钟。该练习组合每天应进行2～3次。

▶ **组合9**   **时长：8～15分钟**

所需工具：护腰带、Frolov呼吸训练器或放松器。

练习	页码
护腰带练习	第214页
放松器辅助下的呼气延长练习 Frolov呼吸训练器辅助下的呼气延长练习	第140～141页
身体扫描练习或正念冥想练习	第247页 或 第249页

准备： 系紧护腰带，确保护腰带不会让自己感到不适。

保持舒适的站姿或坐姿，脊柱自然、放松地伸展。平静而均匀地呼吸。从放松器或Frolov呼吸训练器辅助下的呼气延长练习开始，选择对你来说最舒适且评估结果为"积极"的呼气延长练习。呼吸5～10分钟，接着立即进行身体扫描练习或者正念冥想练习3～5分钟。该练习组合每天应进行2～3次。

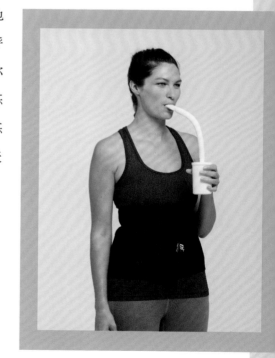

提高情绪调节能力的训练分类			
练习	积极	中性	暂时搁置
组合8			
组合9			

提高情绪调节能力训练指南

要想提高情绪调节能力，应当每天至少投入20～30分钟进行训练，腹部按摩练习、热敷和呼气延长练习的练习组合尤其合适，如练习组合8和9。可以使用迷走神经激活练习或者振动耳部练习激活迷走神经，来进行热身，用时20～30秒即可。如果这对你来说效果明显，可以先振动耳部2分钟来激活迷走神经，再接着做练习组合8或9，选择练习效果更积极的练习即可，最后以简单的身体扫描练习或正念冥想练习结束训练。

每天重复练习2～3次，总练习时长需达到20～30分钟。如果你在控制冲动方面有困难，可以在本训练中加入激活额叶的练习。

类别四：治疗消化系统疾病

要想长期缓解消化问题，可结合所有能激活迷走神经的练习。最好的方法是以按压和热敷腹部为基础，辅以第四章中的呼吸训练、第五章中的激活舌部和咽部迷走神经的练习或第三章中的激活耳部迷走神经训练。从这些练习中挑选评估结果为"积极"的练习进行训练。

因为迷走神经会向各个器官发送抗炎信号，所以本书特别推荐额外进行直接刺激迷走神经的练习，即每天进行2～3分钟的振动耳部练习。不过要定期用其他的迷走神经激活练习来替换，比如替换成哼唱练习和不同的呼吸训练的练习组合。和缓解慢性疼痛和抑郁情绪相似，治疗消化系统疾病也需要较长的一段时间才能有明显的效果。因此，本书建议每天练习30分钟，并持续练习4～6周。

▶ **组合10**　　　　　　　　　　　　　　**时长：3～5分钟**

所需工具：护腰带、热敷袋。

练习	页码
护腰带练习	第214页
变式：长时间冷热感知练习	第209页
三维呼吸练习	第123页
舌头绕圈练习	第183页

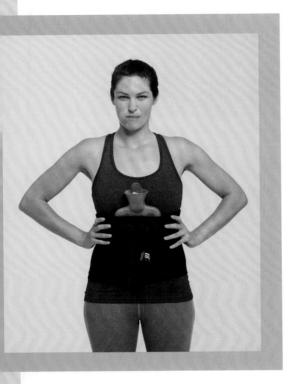

准备： 系好护腰带，将热敷袋放在护腰带内，使其紧贴腹部。确保护腰带没有让你感到不适。

双脚分开，与肩同宽，脊柱自然、放松地伸展。平静、均匀地呼吸。开始三维呼吸练习，通过鼻子平静地深吸气，再通过鼻子慢慢呼气。当呼吸节奏逐渐稳定时，就可以开始舌头绕圈练习。该组合应每天练习3～5分钟，重复3～5次。

提示： 在进行舌头绕圈练习感到疲惫时，可以短暂地休息一下或换成另外一种练习，比如左右摆动舌头练习。如果你觉得将舌头绕圈练习和呼吸训练结合起来有困难，可以暂停一下呼吸训练，先把注意力集中在舌头绕圈练习上，再将其转移到三维呼吸练习上。可以通过辨别气味练习进行热身，时间为20～30秒。

小贴士： 可以用其他舌部练习或者第五章中评估结果为"积极"的激活咽部练习来代替舌头绕圈练习，如左右摆动舌头练习、前后伸缩舌头练习、哼唱练习、调整舌头位置练习和主动拉伸舌头练习。

▶ **组合11**　　　　　　　　　　　　**时长：3～5分钟**

所需工具：护腰带、热敷袋、放松器、Z-Vibe。

练习	页码
护腰带练习	第214页
变式：长时间冷热感知练习	第209页
放松器辅助下的呼气延长练习	第140页
振动耳部练习	第99页

准备： 系好护腰带，将热敷袋放在护腰带内，使其紧贴腹部。确保护腰带没有让人感到不适。一手持放松器。

双脚分开，与肩同宽，脊柱自然、放松地伸展。将放松器置于双唇之间，通过放松器进行呼气延长练习，平静地呼吸3～4次。开始振动右耳，如果振动让你感觉不适，可以马上停下休息一会，再重新开始。该练习组合应当每天进行3～5分钟，重复3～5次。

提示： 可以用Frolov呼吸训练器或其他呼吸训练装置来代替放松器。

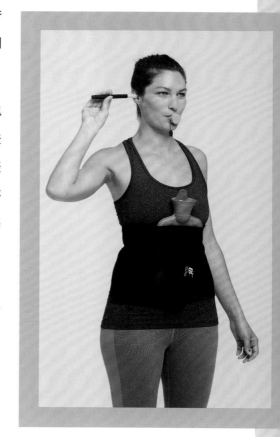

289

治疗消化系统疾病训练的组合分类			
练习	积极	中性	暂时搁置
组合10			
组合11			

治疗消化系统疾病训练指南

消化是一个复杂的内部活动，实现这方面的变化是需要一定时间的。因此，为了长期控制消化问题，应该每天进行至少20分钟的练习。除了给出的组合练习之外，本书建议定期进行迷走神经激活练习以及膈肌拉伸练习，你也可以用这些练习来给练习组合10和11热身。或者，你可以在练习组合中加入一个评估结果为"积极"的前庭系统激活练习。每天至少20分钟的Frolov呼吸训练器辅助下的呼气延长练习也对缓解消化问题有着很好的效果。

类别五：缓解盆底问题

　　正如第四章中介绍的，盆底与呼吸训练、舌部训练关系密切。因此，这两方面的练习一般都会纳入练习组合或作为热身练习。成功的盆底训练最重要的一个方面就是神经上的准备，尤其是在缓解长期存在的问题时，仅进行盆底训练是无效的。为训练做准备最有效的方法是激活辅助运动区。以下练习组合是为盆底训练做神经方面的准备最有效的方法。

▶ **组合12**　　　　　　　　　　　　　　　　**时长：20～30秒**

　　所需工具：Z-Vibe。

练习	页码
振动牙齿练习	第102页
双手交替张握练习	第103页

　　小贴士： 可用第104~106页上的旋转双手手腕练习及其两个变式练习来替换双手交替张握练习。

1和2. 双脚分开，与髋同宽。脊柱自然、放松地伸展。平静而均匀地呼吸。打开Z–Vibe，将其轻轻放在上下门牙之间。双手交替张开、握起。该热身运动应持续20～30秒。

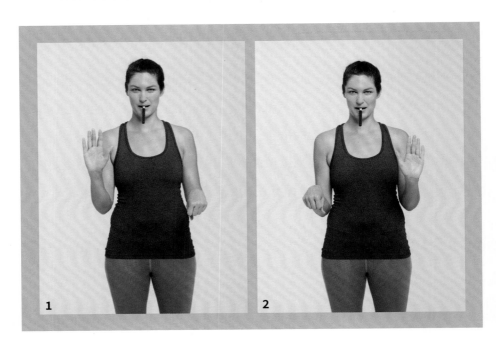

缓解盆底问题训练指南

要想持续缓解长期存在的盆底问题，应该每天进行2次训练，每次10～15分钟。关键在于进行充分的准备。因此，可以先进行舌部训练，挑选一个评估结果为"积极"的练习开始热身，再进行2～3分钟的呼气延长练习或三维呼吸练习及其变式练习，挑选其中评估结果为"积极"的练习。准备练习的最后一步是选择练习组合12中的一个你能很好协调的手部运动进行练习。最后，在盆底训练中选择1~3个练习。

附录

作者简介

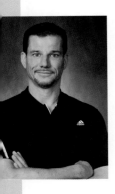

拉尔斯·林哈德，德国体育科学家、前竞技运动员，多年来一直从事世界级运动员的训练工作，担任诸多体育精英的培训师、教练和运动顾问。2014年，作为德国男子足球国家队教练参加巴西足球世界杯。2016年，作为教练陪同德国运动员参加里约热内卢奥运会，协助德国在诸多项目上获得了突破性的成绩。林哈德基于埃里克·科布博士的研究成果，自2010年开始致力于通过神经训练优化运动员的运动表现，并通过开办培训班和举办研讨会、讲座等将实践经验分享给其他的教练、运动员、运动协会和运动俱乐部，已使诸多专业运动员与体育爱好者从中获益。

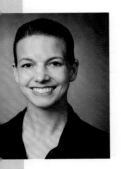

乌拉·施密特-费策，畅销书作家、前竞技舞者、神经运动学教练，欧洲少数获得专业认证的教练之一。作为教练，她辅导过年轻天才，也辅导过世界冠军，对辅导各个年龄段的运动员有丰富经验。除了在神经运动学领域担任培训师和顾问，她还负责德国甲级联赛球员的康复工作。费策致力于发展以神经为中心的优化健康法，是最早的神经训练专著的作者。

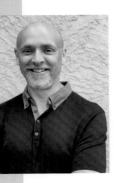

埃里克·科布，博士、神经康复领域的专家、Z健康表现解决方案（Z-Health Performance Solutions）公司的创始人，将神经康复和运动表现相结合的第一人。科布博士和他的团队在全球开设专业课程，培养了一大批神经运动学人才，现在在世界各地有超过3000名经过认证的Z健康培训师。科布博士的目标是将以神经为中心的训练和治疗方法推广到全世界，造福更多的人群。

参考文献

如果你希望了解这些相互之间有着惊人联系的练习的相关背景知识，可查阅以下内容。本书汇编了有趣的相关研究、期刊和网站，因为本书并不能完全介绍这个主题。此外，本书会推荐涉及个别主题的德语和英语文献，这些主题包括内在体感和岛叶。但书中大多数主题涉及的通常都是英语文献。

研究与网站

Blog von Neuroskeptic：Does the Motor Cortex Inhibit Movement? In：Discover-Science for the Curious (3. November 2016), http：//blogs.discovermagazine.com/neuroskeptic/2016/11/03/motor-cortex-inhibit/

Cechetto, D. F.：Cortical control of the autonomic nervous system. In：Experimental Physiology, 99 (2), S. 326－331. (18. Oktober 2013), https：//doi.org/10.1113/expphysiol. 2013.075192

Ceunen, Erik; Johan W. S. Vlaeyen; Ilse Van Diest：On the Origin of Interoception. In：Frontiers in Psychology 7 (23. Mai 2016), https：//doi.org/10.3389/fpsyg.2016.00743

Deen, B.; Pitskel, N. B.; Pelphrey, K. A. (2010)：Three systems of insular functional connectivity identified with cluster analysis. In：Cerebral cortex, 21 (7), S. 1498－1506, https：// doi.org/10.1093/cercor/bhq186

Gilbert, J. W.; Vogt, M.; Windsor, R. E.; Mick, G. E.; Richardson, G.

B.; Storey, B. B.; Herder, S. L.; Ledford, S.; Abrams, D. A.; Theobald, M. K. (2014): Vestibular dysfunction in patients with chronic pain or underlying neurologic disorders. In: The Journal of the American Osteopathic Association, 114 (3), S. 172 - 178, https://doi.org/10.7556/jaoa. 2014.034

Gogolla, N. (2017): The insular cortex. In: Current Biology, 27 (12), S. R580–R586, https://doi.org/10.1016/j.cub.2017.05.010

Gotink, R. A.; Meijboom, R.; Vernooij, M. W.; Smits, M.; Hunink, M. M. (2016): 8–Week Mindfulness Based Stress Reduction Induces Brain Changes Similar to Traditional Long– Term Meditation Practice–A Systematic Review. In: Brain and Cognition, 108, S. 32 - 41

Haase, Lori; Jennifer L. Stewart; Brittany Youssef; April C. May; Sara Isakovic; Alan N. Simmons; Douglas C. Johnson; Eric G. Potterat; Martin P. Paulus: When the Brain Does Not Adequately Feel the Body: Links Between Low Resilience and Interoception. In: Biological Psychology 113 (Januar 2016), S. 37 - 45, https://doi.org/10.1016/j.biopsycho.2015.11.004

Jené, K. (2012): MBSR für Patienten mit chronischen Schmerzen. In: Angewandte Schmerztherapie und Palliativmedizin, 5 (3), S. 46 f.

Kim, S.; Lee, D. (2011). Prefrontal Cortex and Impulsive Decision Making. In: Biological Psychiatry, 69 (12), S. 1140 - 1146 (21. August 2010), https://doi.org/10.1016/j.biopsych.2010.07.005

Levinson, A. J.; Fitzgerald, P. B.; Favalli, G.; Blumberger, D. M.; Daigle, M.; Daskalakis, Z. J. (2010): Evidence of Cortical Inhibitory Deficits in Major Depressive Disorder. In: Biological Psychiatry, 67 (5), S. 458 - 464, https://doi.org/10.1016/j.biopsych.2009.09. 025

Paulus, Martin P.; Murray B. Stein： Interoception in Anxiety and Depression. In： Brain Structure and Function 214 (5‑6), (Juni 2010), S. 451‑463, https：//doi.org/10.1007/ s00429‑010‑0258‑9

Pavuluri, Mani; May, Amber and 1 Pediatric Mood Disorders Program and Pediatric Brain Research and Intervention Center, Department of Psychiatry, College of Medicine, University of Illinois at Chicago, Chicago, IL 60608, USA (2015)： I Feel, Therefore, I Am： The Insula and Its Role in Human Emotion, Cognition and the Sensory‑Motor System. In： AIMS Neuroscience 2 (1), S. 18‑27, https：//doi.org/10.3934/Neuroscience.2015.1.18

Radley, J. J. (2012)： Toward a Limbic Cortical Inhibitory Network： Implications for Hypothalamic‑Pituitary‑Adrenal Responses Following Chronic Stress. In： Frontiers in Behavioral Neuroscience, 6, 7, https：//doi.org/10.3389/fnbeh.2012.00007

Russo, Scott J.; Murrough, James W.; Han, Ming‑Hu; Charney, Dennis S.; Nestler, Eric J.： Neurobiology of Resilience. In： Nature Neuroscience 15 (11), S. 1475‑1484 (November 2012), https：//doi.org/10.1038/nn.3234

Seth, Anil K.： Interoceptive Inference, Emotion, and the Embodied Self. In： Trends in Cognitive Sciences 17 (11), S. 565‑573 (November 2013), https：//doi.org/10.1016/j. tics.2013.09.007

Shelley, B. P.; Trimble, M. R. (2004)： The Insular Lobe of Reil ‑ Its Anatamico‑Functional, Behavioural and Neuropsychiatric Attributes in Humans‑A Review. In： The World Journal of Biological Psychiatry, 5 (4), S. 176‑200, https：//doi.org/10.1080/15622970410029933

Silva, D. R. D.; Osório, R. A. L.; Fernandes, A. B. (2018)： Influence of Neural Mobilization in the Sympathetic Slump Position on the Behavior of the Autonomic Nervous System. In： Research on Biomedical Engineering, 34 (4), S. 329 – 336, http：//dx.doi. org/10.1590/2446-4740.180037

Starr, C. J.; Sawaki, L.; Wittenberg, G. F.; Burdette, J. H.; Oshiro, Y.; Quevedo, A. S.; Coghill, R. C. (2009)： Roles of the Insular Cortex in the Modulation of Pain： Insights From Brain Lesions. In： Journal of Neuroscience, 29 (9), S. 2684 – 2694, https：//doi. org/10.1523/ JNEUROSCI.5173-08.2009

Uddin, Lucina Q.; Nomi, Jason S.; Hebert-Seropian, Benjamin; Ghaziri, Jimmy; Boucher, Olivier： Structure and Function of the Human Insula. In： Journal of Clinical Neurophysiology： Official Publication of the American Electroencephalographic Society 34 (4), S. 300 – 306 (Juli 2017), https：// doi.org/10.1097/WNP.0000000000000377

Zaccaro, Andrea; Piarulli Andrea; Laurino, Marco; Garbella, Erika; Menicucci, Danilo; Neri, Bruno; Gemignani, Angelo： How Breath-Control Can Change Your Life： A Systematic Review on Psycho-Physiological Correlates of Slow Breathing. In： Frontiers in Human Neuroscience 12, S. 353 (17. September 2018), https：//doi.org/10.3389/ fnhum.2018.00353

书籍

德语书籍

Berndt, Christina (2015)： Resilienz. Das Geheimnis der psychischen Widerstandskraft. Was uns stark macht gegen Stress, Depressionen und Burn-out. 7. Auflage, dtv, München

Doidge, Norman (2017)： Neustart im Kopf. Wie sich unser Gehirn selbst repariert. 3. Auflage, Campus Verlag, Frankfurt am Main

Jacobson, Edmund (2017)： Entspannung als Therapie： Progressive Relaxation in Theorie und Praxis (Leben lernen). 8. Auflage, Klett-Cotta, Stuttgart

Jost, Wolfgang H. (2009)： Neurokoloproktologie – Neurologie des Beckenbodens. 2. Auflage, Uni-Med, Bremen

Kabat-Zinn, Jon (2013)： Gesund durch Meditation. Das große Buch der Selbstheilung mit MBSR. Knaur Taschenbuch Verlag, München

Kabat-Zinn, Jon (2015)： Im Alltag Ruhe finden. 6. Auflage, Knaur Taschenbuch Verlag, München

Kipp, Markus; Radlanski, Kalinka (2017)： Neuroanatomie： nachschlagen, lernen, verstehen. KVM-Der Medizinverlag, Berlin

Lienhard, Lars (2019)： Training beginnt im Gehirn. Mit Neuroathletik die sportliche Leistung verbessern. riva Verlag, München

Rosenberg, Stanley (2018)： Der Selbstheilungsnerv. So bringt der Vagus-Nerv Psyche und Körper ins Gleichgewicht. VAK Verlag, Kirchzarten

Schmid-Fetzer, Ulla (2018)： Neuroathletiktraining. Grundlagen und

Praxis des neurozentrierten Trainings. Pflaum Verlag, München

Schnack, Prof. Dr. med. Gerd (2016): Der große Ruhe-Nerv. Soforthilfen gegen Stress und Burn-out. Verlag Herder, Freiburg

Trepel, Martin (2015): Neuroanatomie: Struktur und Funktion. 6. Auflage, Urban & Fischer Verlag, München und Jena

英语书籍

Beck, Randy. W. (2007): Functional Neurology for Practitioners of Manual Medicine. Churchill Livingstone, London

Benedetto, Fabrizio (2011): The Patient's Brain. The Neuroscience Behind the Doctor Patient Relationship. Oxford University Press, Oxford

Calais-Germain, Blandine (2006): Anatomy of Breathing. Eastland Press, Seattle

Calais-Germain, Blandine (1996): Anatomy of Movement Exercise. Eastland Press, Seattle

Carr, Janet H.; Shepherd, Roberta A. (2010): Neurological Rehabilitation: Optimizing Motor Performance. Churchill Livingstone, London

Craig, A. D. (2015): How do you feel? An interoceptive Moment with Your Neurobiological Self. Princeton University Press, New Jersey

Gutman, Sharon A. (2017): Quick Reference Neuroscience for Rehabilitation Professionals: The Essential Neurologic Principles Underlying Rehabilitation Practice. 3. Auflage, Slack Incorporated, Thorofare

Hatch, Dr. John. D. (2017): Basis of Brain Rehab. CreateSpace

Independent Publishing Platform

Herdman, Susan J.; Clendaniel, Richard A. (2014): Vestibular Rehabilitation. 4. Auflage, F. A. Davis Company, Philadelphia

Kandel, Eric R. (2013): Principles of Neural Science. 5. Auflage, McGraw-Hill Education, New York

Lundy-Ekman, Laurie (2018): Neuroscience. Fundamentals for Rehabilitation. 5. Auflage, Elsevier, Oxford

Mahler, Kelly (2017): Interoception. The Eighth Sensory System. Practical Solutions for Improving Self-Regulation, Self-Awareness and Social Understanding. AAPC Publishing, Lenexa

Melzack, Ronald; Katz, Joel (2006): Pain in the 21st Century: The Neuromatrix and Beyond. In: Young, Gerald; Kane, Andrew W.; Nicholson, Keith: Psychological Knowledge in Court, PTSD, Pain, and TBI. Springer Science, New York, S. 129 - 148

Moseley, Lorimer. G.; Butler, David. S. (2017): Explain Pain Supercharged. NOI Group Publications, Adelaide

Myers, Thomas W. (2014): Anatomy Trains. Myofascial Meridians for Manual and Movement Therapists. 3. Auflage, Churchill Livingstone, London

Porges, Stephen W. (2017): The Pocket Guide to the Polyvagal Theory, the Transformative Power of Feeling Save. W. W. Norton & Company, New York

Tsakiris, Mamis; de Preester, Helena (2019): The Interoceptive Mind. From homeostasis to awareness. Oxford University Press, Oxford

Wilson-Pauwels, Linda. (2010): Cranial Nerves: Function and Dysfunction. 3. Auflage, PMPH-USA, Cary

学术论文

Clark, Andy. (2013). Whatever next? Predictive brains, situated agents, and the future of cognitive science. In：Behavioral and Brain Sciences, 36 (3), S. 181 - 204

Downing, Keith. L. (2009). Predictive Models in the Brain. In：Connection Science, 21 (1), S. 39 - 74

Gaerlan, Mary Grace (2010). The Role of Visual, Vestibular, and Somatosensory Systems in Postural Balance. (Doktorarbeit), University of Nevada, Las Vegas

Kleim, Jeffrey. A. und Jones, Theresa A. (2008). Principles of Experience-Dependent Neural Plasticity：Implications for Rehabilitation After Brain Damage. In：Journal of Speech, Language, and Hearing Research, 51 (1), S. 225 - 239

Wildenberg, Joe C.; Tyler, Mitchell E.; Danilov, Yuri P.; Kaczmarek, Kurt A.; Meyerand, Mary E. (2013)：Altered Connectivity of the Balance Processing Network After Tongue Stimulation in Balance-Impaired Individuals. In：Brain Connectivity, 3 (1), S. 87 - 97